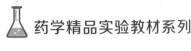

药学精品实验教材系列

总主编 戚建平 张雪梅

U0258150

Experimental Guidance of pharmacology

药理学实验指导

辛 宏 ● 主编

复旦大学 出版社

图书在版编目(CIP)数据

药理学实验指导/辛宏主编. —上海：复旦大学出版社，2024.1
药学精品实验教材系列 / 戚建平,张雪梅总主编
ISBN 978-7-309-16103-8

Ⅰ.①药… Ⅱ.①辛… Ⅲ.①药理学-实验-高等学校-教学参考资料 Ⅳ.①R965.2

中国版本图书馆 CIP 数据核字(2022)第 009192 号

药理学实验指导
辛　宏　主编
责任编辑/王　瀛

复旦大学出版社有限公司出版发行
上海市国权路 579 号　邮编：200433
网址：fupnet@ fudanpress. com　http://www. fudanpress. com
门市零售：86-21-65102580　　团体订购：86-21-65104505
出版部电话：86-21-65642845
上海新艺印刷有限公司

开本 787 毫米×960 毫米　1/16　印张 14.5　字数 223 千字
2024 年 1 月第 1 版第 1 次印刷

ISBN 978-7-309-16103-8/R · 1935
定价：78. 00 元

编　委　会

F 总序
oreword

随着生物医药行业的飞速发展,药学专业既充满了机遇,也面临着诸多挑战。《"健康中国 2030"规划纲要》明确提出,到 2030 年实现制药强国目标。由制药大国向制药强国迈进,必须人才先行。药学专业担负着为医药行业培养专业人才的使命,要为加快实现制药强国的目标奠定坚实的人才基础。

药学是一门基于实践的应用型学科,要求学生不仅要系统掌握药学各分支学科的基本理论和基础知识,更强调学生应掌握扎实的实验技能。药学的创新源于实践,同时依赖于实践来完成,因此实验教学在培养学生创新精神、创新思维和实践能力中起着重要作用。

在"双一流"高校建设中,如何贯彻先进的教育思想和理念、培养拔尖创新型人才,已成为目前药学教育的新挑战。我们在对医药行业现状进行广泛调研,充分了解产业需求的基础上,结合目前药学专业教学方案,充分融入近年来教学改革的实践经验,在上一版系列教材的基础上修订出版了这套"药学精品实验教材系列"。本系列教材的内容具有以下特色。

第一,注重创新人才培养,增加了更多设计性和综合性实验,提高学生的文献查阅能力、实验设计能力及创新能力,发挥学生的主观能动性和创造性。

第二,部分实验加入了课前预习,为学生主动学习提供便捷的知识来源,进一步提高课堂教学效果。

第三,重视图文并茂,增加了大量的流程图及装置图,为学生深刻掌握实验过程和机制提供有利条件。

第四,引入了一些新方法和新技术,使实验教学内容紧跟学科发展前沿。

第五,进一步对原有实验内容进行合理精减,删除一些陈旧的、不易开展的实验,精选一些可操作性、适用性、创新性强的实验。

本系列教材由复旦大学出版社出版,共有 6 本,包括《药物化学实验指导》《药物分析实验指导》《药剂学实验指导》《药理学实验指导》《生物化学实验指导》及《物理化学实验指导》,可作为药学专业课程的配套实验教材,供高等医药院校药学类专业学生使用,也可供成人高等学历教育选用。

本系列教材是在上一版的基础上结合参编者多年教学及科研经验的总结,部分实验是科研反哺教学的体现。教材将在教学实践的探索中边使用边修订、完善,以便紧跟各专业主干教材的不断更新,紧随各相关专业的最新发展。

戚建平　张雪梅

2023 年 6 月

P前言
reface

　　药理学是以实验为基础的科学,实验教学是药理学教学的重要组成部分。实验教材是开展实验教学的重要工具,既要体现经典的传承,还要与时俱进;既能满足有限教学时长的使用需求,还能展示全面系统的知识体系。本实验教材,汲取众多实验教材的优点,力争呈现给普通高等医学或药学院校本科生一本实用且全面的实验教材,能够体现科学性、启发性、适用性和创新性。本书除了按照各章节编撰的具体实验外,还安排了贯穿多章节知识的综合实验,有助于提升学生对药理学理论知识和实验技能的全面掌握与运用。在每个章节后面,我们安排了少量英文思考题,方便有双语教学需求的课程使用。

　　本书在编写过程中,得到参编单位的大力支持,深表谢意!书中有不尽完善之处,请药理学前辈、同行及同学们批评指正。

辛　宏

2023 年 9 月

C目录
Contents

第一章 药理学实验的基础知识

第一节 药理学实验的目的

药理学是以实验为基础的医学桥梁学科,实验教学是学习药理学的重要组成部分。围绕理论知识,开展相应的实验教学,使学生掌握相关实验技术的同时,能够更加深刻地理解并掌握理论知识。故而药理学实验的目的在于以下5个方面。

(1)掌握药理学实验设计的基本原则与方法,学习基本实验操作,培养药理学实验的基本素养,为新药研发的临床前试验及毒理学研究奠定一定的基础。

(2)通过实验验证药理学的基本理论,加强对理论知识的理解。

(3)树立严肃认真和实事求是的科学态度,逐步培养观察分析、独立思考、综合解决问题的能力。

(4)实验过程中相互协作,培养团队精神。

(5)通过撰写实验报告,培养逻辑思维及文献查阅能力,学习并掌握科学论文的写作方法。

第二节　药理学实验设计的基本原则

药理学研究的目的是通过药理学实验(包括整体器官、离体器官和细胞水平)来认识药物的作用机制及规律,为新药的研发以及药物的评价提供理论依据。实验设计是针对实验全过程进行周密的安排,制订研究计划的具体实施方案。由于实验中存在的各种非处理因素如个体差异、实验仪器等以及其他不稳定因素均会影响实验结果,因此,要最大限度地减少实验误差,取得精确而具有说服力的实验结果,必须进行科学的实验设计。

一、实验设计要素

科学研究是围绕研究目的凝练出科学问题,进而提出科学假说。实验设计则基于此假说,合理安排各种实验因素,制订方案验证科学假说。实验设计需把握 3 个基本要素。

1. **实验对象**　根据实验目的,选择理想的实验对象。药理学实验包括体外实验及整体动物实验,体外实验又可分为细胞实验、离体器官实验。药物的临床试验则以人为受试对象。实验对象的选择应充分考虑实验目的、方法及各种实验对象的特点。

2. **实验因素**　根据实验目的施加给实验对象的因素称为处理因素或实验因素,分为单因素实验和多因素实验。理想的实验方案需平衡实验目的需要和实施的可行性来确定实验因素。实验因素还有程度水平之分,如药物处理的不同剂量水平。

3. **实验效应**　实验效应是反映实验因素作用强弱的标志,以具体指标来体现。根据实验目的和可及的实验条件选择特异性强、灵敏度高的客观指标。对于半客观或主观指标,需严格明确读取标准,并通过实验设计最大限度减少误差。

二、实验设计原则

实验设计必须严格遵守重复、随机和对照三大原则。

1. **重复原则** 重复(replication)是实验设计基本且首要的原则,指的是实验研究所得到的结果能在相同的实验条件及实验操作下重复出来。重复原则的主要作用在于控制和估计试验中的随机误差,包括两方面的内容:一是足够的重复数,二是良好的重现性。重复数又称"统计数",在药理学实验中常指动物或器官的数目。重现性是指在相同条件下以及模型上进行的实验应得到稳定一致的结果。重复数与重现性两者含义不同又紧密联系。足够的实验重复数是保证重现性的前提,增加实验重复数可相应地提高实验的重现性,但是是有限度的。因此,在实验设计时,应在保证一定的重现性的前提下选择适当的重复数。

除了数量问题外,还应关注重复数的质量问题,包括:①动物方面,动物的品种、品系、体重、年龄、性别、饲料及饲养环境等;②仪器方面,准确性、稳定性、电压稳定性、操作熟练程度等;③药物方面,性能、批号、纯度、剂量和注射速度等。此外,实验时间、实验温度、气压等也都需考虑在内,尽量保证每次重复都是在同等情况下进行,也应尽量采用精密、准确可靠的实验方法,以减少实验误差。

样本数量的选择与这些因素相关。一般来说,实验质量越高即误差越小,所需重复越小,但也不能少于"基本例数"。

(1) 小动物(小鼠、大鼠、鱼及蛙等):每组 10~30 例。计量资料两组对比时,每组不少于 10 例,计数资料则每组不少于 30 例。

(2) 中等动物(兔、豚鼠等):每组 8~20 例。计数资料不少于 20 例,计量资料每组不少于 6 例。

(3) 大动物(犬、猫、猴及羊等):每组 5~15 例。计数资料不少于 10 例,计量资料不少于 5 例。

2. **随机原则** 为减少实验者主观因素以及其他偏性误差的影响,使样本更具代表性,并提高组间实验资料的可比性,引入随机原则。所谓随机(randomization)是指按机会均等的原则进行抽样、实验分组或用药、检测等。表现为总体中每一个受试对象被分配到各组的机会均等。随机化的方法有抽签法、抛硬币法及随机数字表等。在药理学实验动物分组时,常用以下 3 种方法:完全随机、均衡随机及均衡顺序随机。

(1) 完全随机:又称单纯随机,是最简单、基本的抽样方法,是指所有的研究对象完全按照随机原则分配。由于此种方法不考虑样本之间的关系而完全随机地依次抽取样本,在样本较少的情况下,往往难以保证各组的性别、年龄、病情轻重等构成比基本一致。因此,该方法在药理学中应用较少。完全随机分组可通过随机数字表完成,其操作为:首先将 n 个受试对象编号,再从随机数字表中任意一个数开始,沿同一方向顺序给每个实验单位分配一个随机数字;之后根据受试对象获得的随机数进行分组,分两组可按照奇偶分,分 X 组可按照随机数除以 X 后的余数分。

(2) 均衡随机:又称分层随机或区间随机化分组。首先将易于控制且对实验影响较大的因素作为分层指标,人为地使各组在这些指标上达到均衡一致,再按随机原则将个体分配到各组之中。该法常用于各类药理学实验中,其具体做法为:先选定同一批次的实验对象,这些实验动物的种属、年龄等实验条件相近或相同。随后按性别将其分为两大组,雌雄动物总数应相同(雌雄各半)。每一大组再按体重分笼,先从体重最轻的笼中逐一抓取动物,按循环分组分入各组笼中,之后再分配次轻的笼中的动物,直至最重笼中的动物分配完毕。

(3) 均衡顺序随机:首先对性别、年龄、病情及疾病分期等重要因素进行均衡处理(其他次要因素仅做记录),再按一定的顺序随机分组。该法主要用于临床或动物病例模型的抽样分组。如在临床实验的研究中,先依照主要因素,如患者的性别以及病情,划分层表,再根据患者就诊顺序依次按均衡的原则交替分组。

3. 对照原则 对照(control)是指在药理学实验时设立的未给予处理因素的对照组。目的是通过对照,减少或消除仅通过随机原则所不能控制的抽样误差对实验的影响,并显露处理因素的效应,保证实验结果的可比性以及实验结论的正确性。如在考察某种药物的治愈情况时,就必须与相应的非治疗组作对照。

对照时应符合齐同可比的原则,即对照组除考察的一种实验处理因素外,其他一切实验条件如实验时间、仪器、环境、实验方法与操作人员,实验动物的性别、年龄体重等均应与实验组,如受试药物组,保持一致。因为进行比较的几个小组只有做到同时、同地、同批动物与同条件,才能直观无误地看到处理因素的效果,得出准确的结论。此外,对照组在对照的同时也起到了监控实验的作用,确保了实验的可靠性。依照实验研究的目的与需求的不同,常用的对照方法可按如下分类。

(1)阴性对照:分为空白对照、假处理对照和安慰剂对照。空白对照指不给任何处理的对照,常用于了解实验对象在实验过程中自然发生的变化,如衰老及疾病自愈等,也可以用来评定测量方法的准确度并观察实验是否处于正常状态。但在临床上空白对照组与实验组容易引起心理上的差异,从而影响实验结果。假处理对照指实验动物需给予化学药物或进行手术造模时,对照组应与模型组除对照因素外,其他一切因素应相同,也进行注射、灌胃或相关手术等实验操作,只是所用注射液为溶媒(pH、渗透压等应与用药组一致),不施加造模的条件。例如,使用颈动脉部分结扎术模型诱导动脉粥样硬化时,实验组需要在动物颈部做切口并游离出颈动脉并结扎,对照组同样进行划切口,游离动脉,但不结扎。这样的假处理对照,能排除由于注射或手术操作带给实验结果的影响。安慰剂对照常用于临床研究,采用外形、气味相同但不包含主药的制剂作为安慰剂对照,以排除患者心理因素的影响。

(2)阳性对照:指选用与受试品相似且疗效确切的药物作为对照,应产生阳性的治疗结果,可为药效评价提供参考,若无阳性实验结果,说明实验方法或检测手段有误。在药物的临床研究阶段,阳性对照药要尤为谨慎,一个合适的阳性对照应当是公认的、有足够临床数据支持的、疗效预期可重现的。阳性对照可分为:标准品对照,采用标准药物或典型药物作为对照,以提供对比标准,便于评定药物效价;弱阳性对照,采用疗效不够理想的传统疗法或老药作为对照,可代替安慰剂使用。

对比类型可分为:自身对照,即在同一受试个体上进行处理前后的比较,可减少个体差异,节约动物;组间对照,实验时设立若干平行组展开实验,如空白对照组与模型组,以及不同剂量、不同给药途径之间进行对照。

? 思考题

（1）What are the basic principles of experimental design?

（2）分析阅读过的某篇研究性文献中的实验分组，其是如何体现以上3种原则的？

第三节　实验数据的整理与实验报告的书写

实验结束后需对实验结果进行整理，并完成实验报告的撰写。实验报告是对实验内容的高度总结，是提供研究经验的重要资料。实验报告的撰写对于培养科学的思维具有重要意义。实验报告要求结构完整、条理清晰、重点突出，体现客观性及科学性。

一、实验数据的记录与整理

实验数据的记录和整理是书写实验报告的前提，也是药理学实验的基本功之一。实验过程中，应认真观察并做好记录。实验结果包括量反应资料，如心率、血压值、呼吸频率、体温、体重、尿量、生化测定数据和作用时间等，均以相应的单位和准确的数值表示；质反应资料，如死亡或存活数、阴性反应或阳性反应数等，一般用百分率表示，如死亡率、存活率等；还有记录曲线、心电图及脑电图、现象描述和影像资料等。实验结束后，对原始记录进行整理和分析，量反应资料既可以用绝对值表述，亦可用相对于对照组变化的百分比来表示。对于整理后的数据，必要时进行统计学处理，也可以汇总班级各组间的数据进行分析，以保证结论的可靠性。将整理后的数据以图表的形式体现在实验报告里，并配以相应的文字描述。作图时，需注意纵轴及横轴的数值刻度及数值单位。对于实验数据的记录与整理必须客观真实，切忌随意删减和篡改。

二、实验数据的统计方法

对于药理学实验获得的数据进行统计学分析,用于检验不同实验取样之间的差别不是由于样本的个体差异及抽样误差造成,进而得出正确结论。这种差别通常以 P 值来表示,代表无效假设成立的概率。P 值越小,表示无效假设成立的可能性越小,取样组之间差别的统计意义越大。

1. **量反应资料的统计方法** 量反应资料以数值来表示,常用 t 检验法检验两组间均数、自身对比或配对对比的差值均数等数据的差异显著性。t 检验要求总体为常态分布或近常态分布,组间的标准差不能太大。根据两组的基本参数,按照相应公式计算 t 值,对比 t 检验临界值表,得出 P 值判断。t 值与 P 值及结论关系如下。

$t < t_{0.05}$ 时,$P > 0.05$,差异无显著意义。

$t \geq t_{0.05}$ 时,$P \leq 0.05$,差异有显著意义。

$t \geq t_{0.01}$ 时,$P \leq 0.01$,差异有非常显著意义。

多组对比时,可用 t 检验进行两两对比。

2. **质反应资料的统计方法** 质反应资料多以百分率来表示,两组以上百分率间差别的显著性检验,通常使用卡方(χ^2)检验。常用的对比两组差别的四格表法 χ^2 检验。判定标准如下。

$\chi^2 < \chi^2_{0.05}$ 时,$P > 0.05$,差异无显著意义。

$\chi^2 \geq \chi^2_{0.05}$ 时,$P \leq 0.05$,差异有显著意义。

$\chi^2 \geq \chi^2_{0.01}$ 时,$P \leq 0.01$,差异有非常显著意义。

无论量反应资料或质反应资料,在作结论的时候,不仅需要考虑统计结论,还需专业思维,要充分考虑药理学和临床意义。

SPSS 软件可进行统计分析及统计图表的绘制。

三、实验报告的内容

1. **实验题目** 一般包括实验药物、实验主要内容等,如"阿司匹林的抗炎作用"和"利多卡因的抗心律失常作用"等。

2. **实验目的**　通过实验掌握某种实验方法或验证药物的药理作用等。

3. **实验原理**　实验中涉及的理论知识,即反映实验设计方案可行性的理论依据。

4. **实验材料**　包括实验对象,如实验动物的种属、品系及特征(性别、年龄及体重等);实验器材,即仪器设备名称及制造商信息;实验药品,所用药品或试剂的名称、浓度、批号及制造商等信息。

5. **实验方法**　简练叙述主要操作步骤,重点说明所用实验对象、实验分组、给药剂量和途径、观察指标等。

6. **实验结果**　是实验报告的重要组成部分,必须客观反映实验记录的观察指标。实验报告中体现的结果需根据原始记录进行归纳、整理,并对结果进行合理的统计分析。原始记录需保存备查。

7. **实验讨论**　针对实验中观察到的现象及记录的结果,联系相关理论知识,进行分析讨论,必要时查阅文献进展。若出现非预期实验结果,应分析其可能原因。

8. **实验结论**　对实验结果的概述性判断,用词高度简练,与实验目的相呼应。实验中未获结果支持的理论分析不应写入结论。

第四节　实验室守则

实验室是开展实验教学的重要场所,安全管理至关重要。实验室的安全管理,遵循"7S"理念,即整理(seiri)、整顿(seiton)、清扫(seiso)、清洁(seiketsu)、素养(shitsuke)、节约(save)和安全(safety),筑牢实验室安全防线。

"整理"是实验室安全管理的基础,即区分必需品和非必需品,处理非必需品;"整顿"是实验室安全管理的前提,即将实验室物品定类、定量、定位,明确标识,摆放整齐,节约查找时间;"清扫"是实验室安全管理的保障,即将工作场所彻底清扫干净;"清洁"是实验室安全管理的重点,使整理、整顿、清扫工作成为制度化、常态化的惯例和制度,使实验室场所持久保持最佳状态;"素养"是实验室安全管理的关键,指实验室安全素养,包括安全意识、遵规守律的安全习惯与安全技能等;"节约"是实验室安全管理的效率,指既能保证实验室安全管理的人、财、物、环境及时空等合理利用,又能保证实验室良性运行的状态;"安全"是实验室安全管理的目的,指清除事故隐患,保障人身安全和健康。

实验室安全,除了思想上重视,制定严格的规章制度并切实执行是保障实验教学顺利实施及师生人身安全的重要举措。实验室的规章制度根据国家相关部门出台的法律、法规和规范而制订,基本包含以下内容。

(1)进入实验室前应了解仪器性能和药品性质。

(2)进入实验室应熟悉实验室的水源、气源、电闸的位置,为防水、防火和防爆做准备。

(3)禁止在实验室内吸烟、饮食。

(4)保持实验室安静,禁止大声喧哗。

(5)实验过程中集中注意力,遵守操作规程认真操作。

(6)实验结束后清点实验器材,清洗实验用具,整理干净实验台,关闭所用电源。

(7)垃圾按照规定进行分类,尤其是不可随意丢弃剩余的药品。

(8)值日生打扫实验室,关闭水源、气源及电源,关窗,经带教教师核查后锁门离开。

参考文献 ....

[1] 王羽,宋阳,刘艳,等. 高校实验室安全实施"7S"管理模式的探索[J]. 实验技术与管理,2020,37(10):267-270.

(辛 宏)

第二章 实验动物及动物伦理

第一节 常用实验动物的种类

一、基本概念

实验动物(laboratory animal)是指经过人工培育,对其携带的微生物和寄生虫实行控制,遗传背景明确或来源清楚,用于科学研究、教学、生物制品或药品的检定及其他科学实验的动物。实验动物不是实验用动物(animal for research)。实验用动物又称广义实验动物,是指所有以科研、实验、生产及教学为目的而使用的动物,包括实验动物、野生动物、经济动物和观赏动物等。

二、实验动物的分类

(一) 实验动物的动物学分类

动物学分类法通常根据外部性状、内部构造、生活方式及亲缘关系的远近为依据分类。动物分类系统由大到小依次为界(kingdom)、门(phylum)、纲(class)、目(order)、科(family)、属(genus)、种(species)等几个重要的分类等级。种是动物学分类系统上的基本单位。在动物学分类中,实验动物的基本单位是种以下的品种(stock)、品系(strain),品系又可细分为亚系(substrain)、支系(subline)。同品种或品系的实验动物,应具备相似的外貌特征、独特的生物学特性、稳定的遗传性能、具有共同遗传来源和一定的遗传结构等条件。

1. **品种** 是人们根据不同的需要,对动物采用远交繁殖,进行人工选择和定向培育而成,具有一定生物学特征,又有较稳定遗传特性的动物类群。如新西兰兔(NZW)、SD 大鼠及 NIH 小鼠等。

2. **品系** 是人们根据不同的需要,对动物采用近交繁殖,定向培育而来,具有独特的生物学特征和稳定遗传特性的动物类群。如近交系、突变系等。

3. **亚系** 育成的品系在长期保种过程中由于残余杂合基因、基因突变、遗传污染等原因导致部分遗传组成改变而形成的新的近交系。

4. **支系** 育成的品系由于饲养环境改变或人工技术处理,如代乳、胚胎移植、冷冻保存等,导致某些生物学特性的改变而形成的新的近交系。

(二) 实验动物的遗传学分类

按遗传特点的不同,实验动物可分为近交系(inbred strain)、封闭群(closed colony)、杂交群(hybrid colony)及突变系(mutation gallery)等。

1. **近交系** 也称纯系动物,是由至少连续 20 代的全同胞兄妹交配培育而成,品系内所有个体都可追溯到起源于 20 代及以后代数的一对共同祖先,如 C57BL/6J、BALB/c 小鼠。近交系实验动物具有基因纯合性、遗传稳定性的特点,实验结果准确可靠,误差较小,可减少重复试验,动物用量较少,但可引起近交衰退(inbreeding depression),导致后代减少、后代生活力弱及后代不育等;是组织细胞和肿瘤移植试验中最为理想的实验材料。

2. **封闭群** 也称远交群,是连续 15 代不从外部引入新的动物种群或来源于近交系的种群,以非近亲交配方式连续繁殖 4 代以上的一个种群动物。如 ICR、KM 小鼠;Wistar、SD 大鼠。封闭群实验动物繁殖率、抗病力比近交系动物强,可以大量生产,但实验的重复性和一致性比近交系动物差;用于某些性状遗传力的研究、药物研究、毒性试验及安全性评价,大量应用于教学及探索性实验。

3. **杂交群** 是由两个不同品系杂交产生的后代群体。杂交群实验动物个体间遗传均一,实验重复性好,用于研究外周血中干细胞的重要实验材料、进行移植物抗宿主反应良好的实验材料、细胞动力学研究、单克隆抗体研究。

4. 突变系 是通过自然突变或人工诱导,可保持特定遗传性状的品系。突变系实验动物是将基因突变的动物留种,定向培育而成;可用于特殊的病理学研究,如组织移植,肿瘤药物治疗和肿瘤免疫研究,病毒、细菌、寄生虫感染机制的研究等。

(三) 实验动物微生物学分类

实验动物如果受到病原微生物、寄生虫的污染,其正常状态的平衡将遭到破坏,从而导致动物生产及实验无法正常进行。根据实验动物体内外存在微生物和寄生虫的情况不同,我国将实验动物群体分为四级,即一级动物(普通级)、二级动物(清洁级)、三级动物(无特定病原体级)及四级动物(无菌级和悉生级)。四级动物的优缺点如表 2-1 所示。

1. 普通动物(conventional animal, CV) 饲养于开放环境中,不携带人兽共患病和动物烈性传染病的病原(如鼠痘病毒、流行性出血热病毒等),常用于医学生物学中的教学示范和科学实验的预实验。

2. 清洁动物(clean animal, CL) 饲养于亚屏障系统环境中,种子来源于无特定病原体动物,除普通动物应排除的病原体外,还不携带对动物危害大和对科学研究干扰大的病原体(如鼠肝炎病毒、仙台病毒等),是国内科研工作主要要求的标准级别的动物。

3. 无特定病原体动物(specific pathogen free animal, SPF) 饲养于屏障环境中,除清洁动物应排除的病原体外,还不携带主要潜在感染或条件致病和对科学实验干扰大的病原体的动物,是目前国际标准级别的实验动物。疫苗的生产必须使用 SPF 动物,还可用于药物安全评价、老年病学研究及免疫学研究。

4. 无菌动物(germ free animal, GF)和悉生动物(gnotobiotc animal, GN) 无菌动物是指饲养于隔离环境中,无可检出的一切生命体的动物。无菌动物在微生物学、免疫学、毒理学及肿瘤学等学科中皆有广泛的应用。此外,无菌动物还可用于抗体制备研究。悉生动物又名已知菌动物,是指饲养于隔离环境中,在无菌动物体内植入已知微生物的动物。悉生动物分为单菌、双菌和多菌动物。悉生动物可用于微生物学的研究,了解细菌之间或细菌-机体之间相互关系和菌群失调现象等。

表 2 - 1　四级动物优缺点比较

类　　别	CV	CL	SPF	GF
传染病、寄生虫	有或可能有	无	无	无
动物数、实验结果	多、有疑问	较少、明确	少量、明确	少量、明确
统计价值、长期实验	不准确、困难	较好、可能好	可能好	很好、可能好
长期实验存活率	～40%	～80%	～90%	～100%
实验标准设计	不可能	可能	可能	可能
结果讨论价值	有疑问	较高	高	很高

第二节　常用实验动物的生物学特点和品系

在生命科学研究中,最常用的实验动物品种为蟾蜍、小鼠、大鼠、豚鼠、兔、犬、猫、猪、猕猴等。

一、青蛙和蟾蜍

青蛙和蟾蜍均属于两栖纲、无尾目,是实验教学中常用的小动物。其坐骨神经-腓肠肌标本可用来观察各种刺激或药物对周围神经、横纹肌或神经肌接头的作用。腹直肌标本可用于乙酰胆碱和箭毒类药物的鉴定。离体心脏在适宜的环境中能较持久、有节律地搏动,常用于研究药物对心脏的影响。蛙舌与肠系膜是观察炎症反应和微循环的良好标本。此外,蛙类还能用于生殖生理、胚胎发育、激素变态关系、断肢再生和免疫学研究等。

二、小鼠

(一) 生物学特点

小鼠为杂食性动物,体型小,性情温顺,不耐热,喜黑暗环境,昼伏夜动,对环境反应敏感,强光或噪声可能导致母鼠食仔。小鼠的汗腺不发达,温度过高或过低都会导致生殖力下降。小鼠对多种毒素、病原体、致癌物敏感。小鼠的饲养管理方便,实验资料丰富,是使用最多的实验动物。小鼠发育迅速、性成熟早,性周期短、繁殖力强,妊娠期 19～21 天、哺乳期 20～22 天;气道短、呼吸率快,呼吸频率 140～210 次/min,平均 163 次/min;血液总血量占体重的 1/15。

(二) 主要品系

1. 近交系

(1) C57BL/6J 小鼠:是目前国内使用最广泛的实验小鼠。黑色,乳腺癌发生率低,耐放射物质能力强,但照射后肝癌发生率高。

(2) C3H 小鼠:是国际上使用最广的品系之一。野生色,乳腺癌发病率为 97％,对致肝癌物质、狂犬病病毒敏感,对炭疽杆菌有抗力。

(3) BALB/c 小鼠:白化,乳腺癌发病率低,对致癌因子、沙门菌放射线敏感;肺癌发病率雌性 26％,雄性 29％;常有动脉粥样硬化,老年雄性多发心肌损害;常用于单克隆抗体研究,生产免疫脾细胞和单克隆抗体腹水。

(4) 其他:如 AKR 系小鼠,白化,为高发白血病品系,雄性淋巴细胞性白血病发病率 76％～90％,雌性 68％～90％;NJS 小鼠,动脉粥样硬化模型动物,用于高脂血症研究;KK 小鼠,人类 2 型糖尿病模型,血清胰岛素含量高,对双胍类降糖药敏感。此外,还有常用的 BALB/cA‐nu 裸小鼠、NC‐nu 裸小鼠等。

2. 远交系(封闭群)

(1) KM 小鼠:即昆明小鼠。白色,是国内使用量最大的远交小鼠;基因库大、基因杂合率高,抗病力和适应力强,繁殖率和成活率高;广泛用于药理学、毒理学等领域的研究以及生物制品、药品的鉴定。

(2) ICR 小鼠:又称 Swiss Hauschka。白化,适应性强、繁殖力强;广泛用于药理学、毒理学、肿瘤学、生物制品等的科研生产和教学。

(3) NIH 小鼠:白色,繁殖力强、产仔存活率高,雄性好斗;广泛用于药理学、毒理学研究和生物制品的鉴定。

3. 突变系

(1) Nude 小鼠:即裸小鼠。第 11 对染色体 *nu* 基因(裸基因)突变;无毛,先天无胸腺,T 淋巴细胞功能缺陷;主要用于肿瘤学研究。

(2) SCID 小鼠:即重度联合免疫缺陷小鼠。第 16 对染色体上 *scid* 隐形基因突变;外观与普通小鼠差别不大,白色,淋巴细胞显著缺陷。

三、大鼠

(一) 生物学特点

大鼠是昼伏夜动的杂食性动物,嗅觉灵敏,性情温顺,胆小怕惊;发育迅速、性成熟早,性周期短、繁殖力强。大鼠踝关节对炎症介质十分敏感,适合于多发性关节炎和化脓性淋巴腺炎的研究;大鼠肝脏再生能力强,无胆囊、不能呕吐,不可用于胆功能观察和催吐实验;大鼠的气管及腺体不发达,垂体-肾上腺功能发达,应激反应灵敏,且各内分泌腺体易摘除,适于做应激反应和内分泌实验研究。

(二) 主要品系

1. 近交系

(1) ACL 大鼠:黑色,但腹和脚呈白色;易发先天性畸形,肿瘤发病率高。1926 年,由哥伦比亚大学肿瘤研究所培育。

(2) F344 大鼠:白色,具有原发性、继发性的免疫缺陷;易发乳腺癌、甲状腺癌等疾病,广泛用于药理学、毒理学及肿瘤学等的研究。

(3) LEW 大鼠:白化,血清甲状腺素、胰岛素和血清生长激素高;易诱发复合物血管球性肾炎、过敏性脑膜炎及自体免疫性心肌炎;多用于与第一代杂交大鼠 LBNF1 之间的移植研究。

(4) GH 大鼠:白化,有遗传性高血压,心率快于正常血压品系的 20%;可自发心肌肥大和血管疾病,心脏重于正常的 50%,是研究高血压和血管疾病的模型。

(5) WKY/Ola 大鼠:白化,雄鼠收缩压 140～150 mmHg,雌鼠为130 mmHg,常作为高血压大鼠(SHR)正常血压对照组动物。

此外,还有浆细胞瘤高发品系 Lou/CN 和低发品系 Lou/MN 大鼠、前列腺癌模型 COP 系大鼠、用于心理学研究的 ALB 大鼠等。

2. 远交系(封闭群)

(1) Wistar 大鼠:白色,宽头长耳,尾巴通常较身体短。该品系性格温顺,性周期稳定、早熟多产、生长发育快,抗病力强,肿瘤自发率低,常用于医药学、毒理学、营养学研究。

(2) SD(Sprague Dawley)大鼠:白色,头窄,尾巴约与身长相当;比 Wistar 大鼠生长发育快,对呼吸道疾病抵抗力强,对性激素刺激感受性高;多用于营养实验。此外,还有早期用于遗传学研究的 Brown-Norway 大鼠等。

3. 突变系　SHR 大鼠:又称自发性高血压大鼠。白色,自发性高血压、心血管发病率高,对抗高血压药有反应,适于人类高血压研究。此外,还有癫痫模型 P77PMC 大鼠、肥胖症大鼠等。

四、豚鼠

豚鼠是草食性动物,喜群居、性情温顺、胆小易惊,耐冷不耐热。豚鼠嗅觉、听觉较发达,对各类刺激反应极高,受惊易流产。豚鼠还耐低氧、抗缺氧,比小鼠强 4 倍,比大鼠强 2 倍。豚鼠淋巴系统发达,易引起变态反应,其血清可制成"补体"。豚鼠缺乏左旋葡萄糖内酯氧化酶,无法合成维生素 C,适于作维生素 C 缺乏症的研究;豚鼠对结核分枝杆菌异常敏感,是抗结核药研究的首选;豚鼠易于致敏且对毒性刺激反应灵敏,可用于过敏性实验研究和局部皮肤毒物作用测试。豚鼠主要品系如近交系 2,三色(黑、红、白);抗结核分枝杆菌能力强,血清中缺乏诱导迟发超敏反应的因子,易诱发自身免疫性甲状腺炎。豚鼠的变种如英国种,基本为棕黄、黑或白色,也可两色或三色相间。目前,我国各研究教学单位使用的多为短毛的英国种豚鼠。

五、家兔

家兔为草食性动物,性情温顺、胆小怕惊,繁殖力强、生长发育快,对环境反应敏感,汗腺不发达,喜干怕热,适用于热源实验;与啮齿类动物相似,喜欢磨牙啃木,有食粪性;耳大,血管清晰,便于注射、采血,且血清产生较多,广泛用于制备高效价和特异性强的免疫血清。家兔颈部的交感神经、迷走神经和主动脉减压神经分别存在,独立行走,可用于观察减压神经对心脏的作用。用高胆固醇喂兔,可引起兔典型高胆固醇血症等,用于心血管疾病模型。应用的多为封闭群兔,常用品种有:日本大耳白兔,适用于注射或采血;新西兰白兔,广泛用于皮肤反应实验、热源实验等。

六、犬

犬为肉食性动物,嗅觉、听觉灵敏,味觉不灵敏,且视力很差,为红绿色盲。犬对环境适应能力强,耐热耐冷,汗腺不发达,舌头可加强散热。健康犬鼻尖呈油状滋润,触摸有凉感,若鼻尖干燥,触摸有热感则提示为病犬。犬的血液循环和神经系统发达,适合做失血性休克、弥散性血管内凝血、动脉粥样硬化症等研究。犬的胰腺、胃小,适合做胰腺摘除、胃导管。犬对呕吐反应敏感,宜作催吐实验。犬的甲状旁腺位于甲状腺表面,位置固定,多在两个甲状腺的两端,可做甲状旁腺摘除实验。主要品种如比格犬,为小型犬,短毛,是目前生命科学研究中最理想的犬种;四系杂交犬,由 4 个品系犬杂交而成,体型大、心脏大、耐劳、不喜吠叫,常用于外科手术;Dalmation 犬,黑白斑点,短毛,用于特殊嘌呤代谢、中性粒细胞减少症、青光眼、白血病等研究。此外,还有适于做烧伤、放射损伤等研究的华北犬、西北犬,适于胸外科及脏器移植等研究的狼犬等。

七、猫

猫为肉食性动物,对周围环境的变化特别敏感,若环境改变,应使猫有足够的时间调整其适应能力方可实验。猫的反射功能,循环系统发达,血压稳定,可用于神经传导通路的研究。

因猫血压稳定、血管壁坚韧、心搏力强,较大鼠、家兔等更接近于人体,适于作血压实验。此外,还可用于诊断炭疽。

八、小型猪

小型猪为杂食性动物,性格温顺,喜群居,嗅觉灵敏,对外界刺激和湿度较灵敏。小型猪的汗腺不发达,怕冷且怕热,其皮肤组织结构与人相似(2、3月龄的解剖、生理特征接近于人)。

主要品种有皮特曼-摩尔小型猪、汉福特小型猪及贵州小型香猪等。由于猪的皮肤与人相似,故为进行实验性烧伤研究的理想动物。此外,美洲辛克莱小型猪还是研究人黑色素瘤的动物模型。猪和人对高胆固醇食物的反应相似,易出现动脉粥样硬化的典型病灶,是研究人类冠心病的最佳动物模型。

九、猕猴

猕猴为杂食性动物,昼行、群居,两颊有储存食物用的颊囊,自身不能合成维生素 C。猕猴大脑发达,视觉较人类敏感,其视网膜有黄斑,有中央凹,可辨别各种颜色。猴为单室胃,胃液呈中性,胆囊位于肝脏右中央叶,猴肺为不成对肺叶。猕猴与人类的遗传物质有 $75\%\sim98.5\%$ 同源性,使其成为人类疾病和基础研究的理想动物模型。主要品种包括恒河猴和红面猴。

第三节　其他特殊实验动物

一、免疫缺陷动物

免疫缺陷动物(immunodeficient animal)可分为先天性免疫缺陷动物和获得性免疫缺陷动物。免疫缺陷动物逐渐广泛用于医学生物学、肿瘤学、免疫学及遗传学等的研究,开创了免疫缺陷研究和应用的新局面。

1. T 淋巴细胞功能缺陷动物　裸小鼠(nude mice),由 11 号染色体上 *nu*

隐性基因突变导致,该品种小鼠被毛生长异常,无毛;无胸腺,T 细胞无法正常分化,B 细胞功能正常,NK 细胞活力增强。该小鼠目前已广泛用于肿瘤学、微生物学、免疫学等研究,如 NIH - nu、BALB/c - nu、C57BL/6 - nu、C_3H - nu。裸大鼠(nude rat)一般特征似裸小鼠,发育迟缓,体重为正常大鼠的 70%;较裸小鼠而言,裸大鼠对传染病更敏感;体型较大,适于大范围外科手术。

2. B 淋巴细胞功能缺陷动物 XID 小鼠(X-linked immune deficiency mouse)即性连锁免疫缺陷小鼠,由 CBA/N 品系突变选育而来。毛色为野鼠色,性染色体 X 上基因(*xid*)突变,B 细胞功能缺乏,是常用于研究 B 淋巴细胞的发生、功能的理想动物模型。

3. NK 淋巴细胞功能缺陷动物 Beige 小鼠,该小鼠 13 号染色体的 *bg* 基因发生隐性突变,内源性 NK 细胞功能缺乏。

4. 联合免疫缺陷动物 SCID 小鼠即严重联合免疫缺陷小鼠,16 号染色体 *scid* 基因突变而成。B 细胞和 T 细胞前体不能正常分化,缺乏体液、细胞免疫功能,常用于白血病和淋巴瘤的移植。常用品系有 C·B_{17} - SCID 小鼠、C_3H - SCID 小鼠。

5. 获得性免疫缺陷动物 如小鼠获得性免疫缺陷综合征(AIDS)模型、猴 AIDS(SAIDS)模型和黑猩猩 AIDS 模型等,用于抗病毒药物及疫苗研发。

二、转基因动物模型

转基因动物(transgenic animals)是指携带整合或导入自身染色体 DNA 的外源 DNA 动物。转基因动物技术主要应用在人类疾病模型、生物反应器、异体器官移植和改良动物品种与性状等方面,在生物医学材料生产等方面具有潜在、广泛的应用前景。

将全长人乙型肝炎病毒 DNA 导入 TgHBS 小鼠获得的乙型肝炎小鼠模型,血清中可以检测到稳定表达的乙型肝炎抗原。骨保护素(osteoprotegerin,OPG)小鼠骨质疏松症状明显,可用于骨质疏松症的相关研究。兔长 QT 间期综合征(long QT syndrome,LQST)模型在心脏中表达突变的 *KCNQ1* 和 *KCNH2*,可以增加心室除极和复级激动间期和延长 APD,自发性心脏骤停发病率高,是理想的研究复极的心律失常模型。阿尔茨海默病(Alzheimer's disease，AD）小鼠模型 TAPP 小鼠是通过将 hAPP Tg2576 小鼠系和额颞痴呆相关基因（*tau*）突变（P301L）的 JNPL3 小鼠系杂交获得，6 月龄可形成 β 斑块沉积。3xTgAD 小鼠是将含 APP 和 MAPT P301L FTDP‒17 突变的两个转基因注射到 psml46v 敲除的小鼠胚胎细胞获得的三重转基因模型，3 月龄即可出现淀粉样斑块。这两个模型可能成为研究 AD 的理想模型。由于小鼠与人类的生物学差异，小鼠模型不能很好地反映神经退行性疾病的真实发展进程。其他动物如猪、猴的模型也正在研究中，虽然目前还无法通过已有模型完美地解释病理机制，但对于该类疾病相关新模型的开发和解释某些疾病进展有一定帮助。

第四节　实验动物的伦理

动物实验是药理学研究不可缺少的支撑条件，是生命科学的重要分支。随着人类社会、经济和文化的发展，动物伦理学已经全面渗透到了实验动物科学乃至生命科学的各个领域之中。在药理学实验中，医学生首先应树立正确的动物伦理观，提升保护动物、尊重生命的意识，保障其基本福利。

一、动物福利

动物福利（animal welfare）是指人类应该避免对动物造成不必要的伤害，反对并防止虐待动物，让动物在康乐的状态下生存。国际上，普遍认可的实验动物福利为"五大自由"，即"5F"（five freedom）原则，包括享受免遭饥渴的自由（生理福利），享受生活舒适的自由（环境福利），享受免遭痛苦伤害和疾病威胁的自由（卫生福利），享受生活无恐惧、无悲伤感的自由（心理福利），享受表达天性的自由（行为福利）。

二、"4R"原则

在国际伦理规范中，传统的保护实验动物的"3R"伦理原则是 1959 年英国学者在《人道实验技术的原则》一书中提出的有关动物实验的原则,我国《关于善待实验动物的指导性意见》认可并解释了"3R"原则,即替代(replacement)、减少(reduction)、优化(refinement)。1985年,美国芝加哥"伦理化研究国际基金会"在此基础上增加了责任(responsibility),形成了"4R"原则。

1. **替代** 替代(replacement)是指使用没有知觉的实验材料代替活体动物,或使用低等动物替代高等动物进行实验,并获得相同实验效果的科学方法。常用的替代方法分为相对替代和绝对替代。相对替代是使用比较低等的动物或者动物的细胞、组织、器官替代动物;绝对替代就是在实验中不使用动物,而是使用数理化方法模拟动物进行研究和实验。目前,医学虚拟实验在医学教育领域的应用打破了时空的限制,也可以避免真实实验操作给实验动物造成的伤害。虚拟实验中被虚拟的对象可以设定为人、动物、仪器、场景,建立虚拟的实验教学模型,如以动物为模拟对象的教学情境设定,将彻底改变实验动物的处境,使其完全摆脱痛苦与恐惧,福利最大限度地得到保障。建立计算机教学模型,再通过计算机网络虚拟仿真技术来演绎正常生理状态下的生命特征和病理状态下的病理变化,进一步学习疾病的发病机制和治疗过程中的机体变化等,通过构建的虚拟动物来实现理论知识和实验数据的客观真实的完美结合。

2. **减少** 减少(reduction)就是在动物实验时尽量减少动物的使用量,使用较少量的动物获取同样多的试验数据或使用一定数量的动物能获得更多的试验数据的科学方法。具体的方法包括:充分利用已有的数据(包括以前已获得的实验结果及其他信息资源等);一体多用,重复使用;用低等动物,以减少高等动物的使用量;使用高质量的动物,以质量换取数量;使用正确的实验设计和统计学方法,减少动物的使用量。

3. **优化** 优化(refinement)是指在必须使用动物进行实验时,尽量减少非人道程序对动物的影响范围和程度,通过改善动物的生存环境,精心地选择设计路线和实验手段,优化实验操作技术,减轻动物遭受的痛苦和应激反应。其主要方法包括:优化实验方案设计和实验指标选定,如选用合适的实验动物种类及品系、年龄、性别、规格、质量标准,采用适当的分组方法,选择科学、可靠的检测技术指标等;优化实验技术和实验条件,如麻醉技术的采用,实验操作技术的掌握和熟练,实验环境的适宜等。

4. 责任   责任(responsibility)要求人们在生物学实验中增强伦理意识,呼吁实验者对人类、对动物都要有责任心。不仅要加强从业人员的技术培训和考核,更要加强动物实验中的人文教育,培养医学人文素养,在动物实验中通过"换位思考"的方式,考虑动物的感受,体验动物的伤痛,不把动物仅仅看作是工具,而是视为真正的生命,对其施予负责任的实验操作。

三、实验过程中涉及的动物伦理

随着生物医学的深入发展,科研对实验动物的质量要求越来越严格。动物的心理和生理健康一旦受到实验动物福利的影响,对实验研究的准确性和可靠性也会产生很大影响。只有保障实验动物的福利,让它们生活舒适、没有痛苦和疾病,才能获得身心健康的实验动物。所以,保障实验动物的福利是实验取得科学、准确的实验结果的必要条件。

医学专业技能操作是药理学实验的重要部分,但常常会出现违反动物伦理的操作:①实验时态度不端正,如故意激惹实验动物并拍照、戏谑动物;②害怕被实验动物咬伤而暴力抓取动物,如直接手提家兔双耳导致家兔瘫痪,固定用力过猛导致动物窒息死亡,当动物不配合时粗暴强行操作,注射药物外漏引起动物局部组织缺血坏死等;③在其他动物面前,处死已完成实验的实验动物,引发其他实验动物焦躁不安,或随意将死亡动物和存活动物混笼存放,使得动物尸体被同类啃食。

以上这些错误的行为不仅违背了动物伦理,而且紧张、恐惧和激惹状态下的实验动物会使实验数据出现偏差,得出错误的结论。因此,实验过程中,操作步骤应尽可能严谨、规范,并加强对动物的人文关怀,尽量减少实验过程对动物机体和情感造成伤害。

参考文献 ···

[1] 王明旭,赵明杰. 医学伦理学[M].5 版. 北京:人民卫生出版社,2018:131 - 134.

[2] 李聪,张彩华,王丽,等. 医学实验动物福利伦理现状与虚拟实验[J]. 教育教学论坛,2019(48):273 - 274.

[3] 高晴,戚晓红,袁艺标.医学实验教学中动物伦理观教育的思考[J].教育教学论坛,
2020(20):13 - 14.
[4] 张琼,郭果毅,刘婷,等.药理学教学中动物实验伦理教育的思考[J].智慧健康,2019,
5(2):39 - 40,48.

第五节 实验动物的安乐死

安乐死(euthanasia)是动物实验中处死实验动物的一种手段。为了在动物因实验遭受不必要的疼痛和痛苦之前准确地预测出结束实验的终点,最大程度地缩短实验时间,有学者提出了仁慈终点(humane endpoint)的概念,是指动物实验过程中,在得知实验结果时,及时选择动物表现疼痛和痛苦的较早阶段为实验的终点。它是人为确定的,具有典型的临床表现,并在达到实验目的的前提下可以结束实验的某一个阶段或某一点。仁慈终点的时机可以从以下4个方面考虑:①当实验对动物造成的伤害与痛苦超过预期并不可控制;②当已达到实验目的且在动物出现较大痛苦之前;③当动物的精神状态持续低下,并出现体重减轻、食欲丧失、虚弱或濒死;④严重感染或患肿瘤或其他疾病而无法治疗或预后不佳。

实验动物安乐死的常用方法有:药物注射法、吸入法、空气栓塞法、颈椎脱臼法、断头法及放血法等。选择何种安乐死方法,要根据动物的品种或品系、实验目的、对脏器和组织细胞各阶段生理、生化反应有无影响来确定。确保时间短、无痛苦。一般应遵循以下原则:①尽量减少实验动物的痛苦,尽量避免实验动物产生惊恐、挣扎及喊叫;②注意实验人员的安全,特别是在使用挥发性麻醉剂(如乙醚、恩氟烷、三氟乙烷)时,一定要远离火源;③方法容易操作;④不能影响动物实验的结果;⑤尽可能地缩短致死时间,即安乐死开始到动物意识消失的时间;⑥判定动物是否安乐死,不仅要看实验动物呼吸是否停止,还要看神经反射、肌肉松弛等状况。

一、药物注射法

实验动物注射法是动物安乐死的首选方法,使用的主要化学物有巴比

妥钠类、乌拉坦类、甲磺酸三卡因等化学物。常见注射药物主要有戊巴比妥钠注射法等。

1. 小鼠、大鼠、豚鼠、沙鼠、仓鼠的戊巴比妥钠注射法　使用腹腔注射该药物 150～200 mg/kg 可产生呼吸停止,必要时要检查实验动物心脏是否跳动。

2. 家兔的戊巴比妥钠注射法　静脉注射为首选给药途径,使用静脉注射 100 mg/kg 处死家兔,既人道又安全有效。

二、吸入法

1. 实验动物安乐死二氧化碳处死箱　将待安乐死的实验动物置于箱中后,释放二氧化碳使实验动物窒息而亡。此法较常用于哺乳纲啮齿目、兔形目、两栖纲、鸟纲、鱼纲等实验动物的安乐死。

2. 实验动物简易处死箱　可以将实验动物投入盛有乙醚、氟烷挥发性气体的干燥器或玻璃缸中,使实验动物过量接触麻醉剂而死亡。注意液态麻醉剂应不与实验动物身体接触。

三、空气栓塞法

空气栓塞法是将一定量的空气,由静脉推入动物循环系统内,使其发生栓塞而死。当空气注入静脉后,可在右心随着心脏的跳动使空气与血液相混致血液呈泡沫状,随血液循环到全身各处。空气进入肺动脉可阻塞其分支,进入心脏冠状动脉可造成冠状动脉阻塞,发生严重的血液循环障碍,动物很快死亡。空气栓塞法主要用于较大动物的安乐死,如兔、猫、犬等。操作时用注射器将空气急速注入静脉。一般兔、猫需要注入空气 10～20 mL,犬需要注射 70～150 mL。

四、颈椎脱臼法

颈椎脱臼就是用外力将动物颈椎脱臼,使脊髓与脑髓断开,致使实验动物无痛苦死亡。由于其能使实验动物很快丧失意识,减少痛苦,容易操作,动物内脏未受损害等优点而被认为是很好的实验动物安乐死方法。颈椎脱臼法常用于小鼠、大鼠、沙鼠、豚鼠及家兔等小型实验动物。

五、断头法

断头法是指用剪刀在动物颈部将其头剪掉,大量失血而死亡。断头法看起来残酷,但因是一瞬间的经过,动物的痛苦时间不长,并且脏器含血量少,便于采样检查,所以也被列为安乐死方法的一种。断头法适用于小鼠、沙鼠及大鼠等动物。

六、放血法

所谓放血法就是一次性放出动物大量的血液,致使动物死亡的方法。由于采取此法动物十分安静,痛苦少,同时对脏器无损伤,对活杀采集病理切片也很有利。因此,放血法是安乐死时常选用的方法之一。放血法常用于小鼠、大鼠、豚鼠、兔、猫及犬等。小鼠、大鼠可采用摘眼球大量放血致死。豚鼠、兔、猫可一次采取大量心脏血液致死。犬可采取颈动脉、股动脉放血。

参考文献 ···

[1] 韩志刚,潘永全,衣启营,等. 实验动物安乐死的科学应用与伦理思考[J]. 医学与哲学,2019,40(6):36 – 38.

（辛　宏）

第一节　实验动物的选择

实验动物(laboratory animal)必须具有明确的生物学特性和清楚的遗传学背景,并经微生物控制和在特定环境下驯化培育,具备较好的个体间均一性、某些遗传性能稳定性和对外来刺激的敏感性。一般未被驯化的野生动物,虽然也有被用于实验,但由于动物的遗传背景不清楚,健康状况有差异,机体的反应性不一致,受试动物的敏感性不同,造成实验结果的可重复性较差,因而不能取得可靠结果,也不被国际学术界认可。因此,实验动物在生命科学中的作用,犹如物理化学实验中所需的精密仪器和高纯度的化学试剂一样,应具有较强的敏感性、较好的可重复性与感应一致性等特点。只有通过驯化培育,才能获得遗传稳定、纯度较好的实验动物,才能发现和保留具有不同生物学特性的品种、品系,发现和保留突变性动物,培育出各种动物的疾病模型。同样,只有在微生物和环境的控制下,培育出无菌、无特殊病原体感染的动物或清洁动物,才能提供符合实验要求的标准化动物。

一些新开发的供实验用的家禽、家畜如犬、猪、羊、小型猪等,出于对某些受试敏感性或操作技术上的需要,也用作动物实验,但现阶段尚不可能完全达到实验动物的实验要求,称之为实验用动物。因此,在这些动物的初期开发阶段,可能着重于疾病、药物、病毒及微生物等方面的筛选,以了解其对实验的敏感性和可用性。最后认为凡可用作生物医学研究的动物,都要求必须经过驯养、净化和一系列的遗传环境因素的控制,并按实验要求严格地进行培育,使之逐步达到实验动物标准。习惯上认为实验用动物等于实验动物,这种认识是不确切的,现已有明确的区分。实验用动物泛指所有用于科学实验的动物,大约可以分为3类:实验动物、家禽(畜)和野生动物。

动物实验的目的在于利用实验动物作为工具,使之成为人类的替身,进行在人体不可能进行的实验。无论是基础医学、预防医学、药学还是临床医学,都需要通过动物实验来探讨人类的生命现象、疾病的发生发展规律,从而认识并控制各种疾病,以改善人类的生命质量或延长人类的寿命。

在药理学实验中,常根据实验目的和要求选用适合的实验动物。常用的动物有青蛙或蟾蜍、小鼠、大鼠、豚鼠、家兔、猫和犬等。选用动物的依据是该动物的某一系统或器官能反映试验药物的选择作用,并符合精简节约的原则,同一类实验可选用不同的动物。常用实验动物的特点详见第二章。

不同实验有不同的目的、要求,每个实验都有其最适合的实验动物,如果选择得当,则可节省人力、动物和时间,最大限度地获得可靠的实验结果。实验动物选择的注意事项如下。

1. **年龄、体重基本一致** 幼龄动物对药物比较敏感,老龄动物代谢缓慢,生理功能低下,一般功能实验均应采用成年动物。常用动物成年的体重约为:家兔 $2\sim3\,kg$,大鼠 $180\sim280\,g$,小鼠 $18\sim28\,g$。同一实验的动物应年龄一致,体重相近,相差 $<10\%$。

2. **雌雄动物各半** 不同性别动物对药物的敏感性有一定的差异,雌鼠对药物的敏感性稍高于雄鼠。如无特殊要求,一般实验宜选用雌雄动物各半,以避免由性别差异造成的误差。

3. **生理状态与健康情况** 饥饿、寒冷与炎热等环境条件也会影响动物的生理状态,妊娠期与哺乳期的动物对外界刺激的反应常有变化,在一般实验研究中应鉴别剔除。体弱有病的动物对各种刺激耐受性差,实验结果不稳定。健康动物对刺激的耐受性较患病动物高,实验时一般选择健康动物。

4. **品系、等级** 品系代表实验动物的遗传条件,在选择实验动物获取实验结果时,要考虑到遗传或种属差异。等级是实验动物的微生物标准化程度,已经标准化的等级实验动物亦可因各种原因重新污染。

5. **注意生物节律**　动物机体的反应性有节律性变化。体温、血糖、基础代谢率和激素分泌也有昼夜节律性变化。

第二节　实验动物的分组和编号

一、分组编号的原则

动物分组应按随机分配的原则,使每只动物都有同等机会被分配到各个实验组中,否则就会增大各组之间的差异,给实验带来一定的偏差而影响实验结果。特别是运用统计学检验方法来分析实验结果时,要求在随机分组的基础上进行,如果违背了随机分组的原则,就不能准确地进行统计学检验。

动物数量应按实验周期长短、实验类型及统计学要求而定。如果是慢性实验或定期要杀死动物的实验,就要考虑选较多的动物,补足动物自然死亡和人为处死动物所丧失的数目,确保实验结束时有合乎统计学要求的动物数量和数据存在。

二、编号方法

为了分组和辨别的方便,需要对实验动物进行编号,常用的编号方法如下。

1. **染色法**　染色法是用化学药品涂染动物体表一定部位的皮毛,以染色部位、染色颜色不同来标记区分动物的方法。

常用的染色剂有:①3%~5%苦味酸溶液,黄色;②0.5%中性红或品红溶液,红色;③煤焦油乙醇溶液,黑色;④2%硝酸银溶液,咖啡色(涂上后需在日光下暴露 1 min)。

染色法适用于被毛白色的实验动物,如大白鼠、小白鼠、大耳白兔等。常用的染色方法有:①直接标号法。此法简单,即直接使用染色剂在实验动物被毛或肢体上编号,但如果动物太小或号码位数太多,就不能采用此法。②单色涂染法。其惯例是先左后右,从上到下;其顺序为左前腿1号,左腹部2号,左后腿3号,头部4号,腰部5号,尾根部6号,右前腿7号,右腹部8号,右后腿9号(图3-7)。③双色涂染法。可用另一种颜色作为10倍数,照单色涂染法染色,配合单色涂染法,可标记到99号。例如,要标记12号,就可以在左前腿涂上0.9%品红(红色),左腹部涂上3%苦味酸(黄色)(图3-1)。

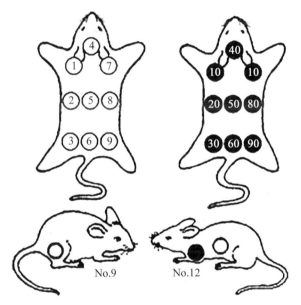

图3-1 编号方法——染色法

染色法虽然简单方便,又不给动物造成痛苦和损伤,但这种标记法对慢性长久实验不适用。因为时间久后,颜色可自行消退,加之动物之间互相摩擦,动物舔毛,尿、水浸湿以及动物自然换毛脱毛,容易造成混乱。

2. **挂牌法** 挂牌法是将编好的号码烙印在金属牌上,挂在动物颈部、耳部、肢体或笼具上,用来区别实验动物的一种方法。金属牌应选不易生锈、对动物局部组织刺激较小的金属材料(图3-2)。

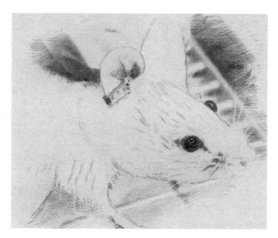

图 3 - 2　编号法—挂耳标

3. **烙印法**　烙印法是把编号烙压在动物身上。可将号码烙在犬的被毛上。家兔和豚鼠可用数字钳在耳朵上刺上号码,刺上号码后如加上墨汁等颜料,即可清楚读出号码(图 3 - 3)。

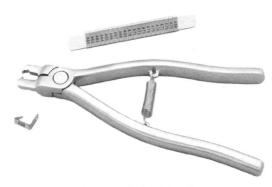

图 3 - 3　耳标钳和耳标

4. **耳孔法**　耳孔法是用打孔机直接在动物耳朵上打孔编号。据打在耳朵上的部位和孔的多少,可标记 3 位数之内的号。特别要注意的是,打孔后用消毒滑石粉抹在打孔局部,以免伤口愈合后辨认不出来。用剪刀在动物耳郭上剪缺口也有同样效果(图 3 - 4)。

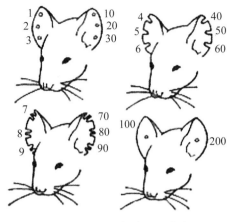

图3-4　编号方法—耳孔法

上述几种方法各有其优缺点,实验人员可根据动物品种不同,实验方式不同而采用合适的标记方法。

第三节　实验动物的抓取与固定

抓取和固定实验动物的技术,是最基本但又是最重要的实验技术。实验操作人员的这一操作技术是否正确,直接影响动物实验能否顺利、成功进行。

抓取和固定实验动物时,尽量保证实验人员的安全和实验动物的舒适是其基本原则。任何动物在一定程度上都有怕生、易激怒的防卫本能和通人性的特征。所以,在实验前,实验人员应与实验动物之间有一定的友好接触和适应过程。同时还应让动物适应实验场地、器械等。切忌对动物采取突然、猛烈或不友好的袭击动作。抓取和固定动物时,实验人员应尽量采取相对温和的方法,不可恐吓或激怒动物。操作应熟练、迅速、准确,力争在动物感到不安之前抓取和固定好动物,这样不但可保证实验顺利进行,还可提高实验结果的真实性。

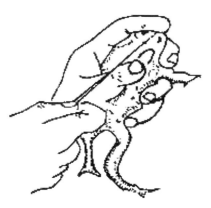

图 3-5　蛙的抓取

1. **蟾蜍和蛙**　操作者以左手中指和无名指夹住动物前肢,以食指按压其吻部,拇指按压其背部,如需破坏脑脊髓,右手持探针从枕骨大孔处垂直刺入,然后分别向前向后颅腔和脊椎管,左右搅动、反复提插捣毁脑组织和脊髓。然后根据实验需要进行固定(图 3-5)。

在捉拿蟾蜍时,注意勿挤压两侧耳部突起的毒腺,以免毒液射进实验人员的眼中引起损伤,如果能用纱布裹住动物头部盖住毒腺更为安全。

2. **小鼠**　小鼠性格温和,操作时动作要轻缓。

(1) 单手法:用左手拇指和食指抓住小鼠的尾部,迅速用小指、无名指和掌背沿尾根部压住鼠背,再用腾出的拇指、食指捏住小鼠两耳之间的皮肤。

(2) 双手法:右手捉住小鼠尾部,将小鼠从盒笼内轻轻提起,放在表面粗糙的物体上或鼠笼盖上,轻轻向后拉鼠尾。此时小鼠有向前爬的趋势,前肢抓住粗糙面不动,起到暂时固定的作用;用左手拇指和食指沿其背部向前捏住两耳之间的皮肤,用无名指或小指将鼠尾固定于大鱼际的位置(图 3-6)。

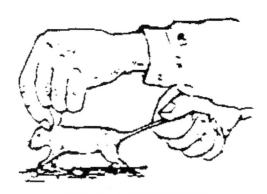

图 3-6　小鼠抓取(双手法)

此捉拿方法多用于灌胃以及肌肉、腹腔和皮下注射等。如若进行心脏采血、解剖、外科手术等实验时,须将小鼠麻醉后使其呈仰卧位,用橡皮筋将小鼠固定在实验板上。如若不麻醉,则将小鼠放入固定架里,固定好后进行操作。

3. **大鼠**　大鼠牙齿尖锐,性情不如小鼠温顺,在惊恐或激怒时易将实验者咬伤,捉拿时应小心,可戴帆布手套。

捉拿时,右手捉住大鼠尾根部,将鼠从盒笼内提起,放在表面粗糙的物体上或鼠笼盖上,向后拉鼠尾,此时大鼠有向前爬的趋势,前肢抓住粗糙面不动,起到暂时固定的作用,用左手拇指和食指沿其背部向前捏住两耳之间的皮肤,拉直鼠身将其翻转置于左手心中,其余三指紧抓住大鼠背部皮肤,为了防止大鼠后肢挣扎,可用无名指和小指夹住大鼠尾,将整只大鼠牢牢固定于左手(图3-7)。

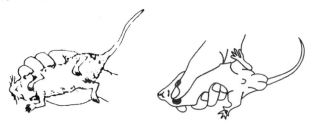

图3-7　大鼠捉拿

另一个方法是张开左手虎口,迅速将拇、食指插入大鼠的腋下,虎口向前,其余3指及掌心握住大鼠身体中段,并将其保持仰卧位,之后调整左手拇指位置,紧抵在下颌骨上(但不可过紧,否则会造成窒息),即可进行实验操作。

麻醉的大鼠可置于大鼠实验板上(仰卧位),用橡皮筋固定好四肢(也可用棉线)。为防止苏醒时咬伤人和便于颈部实验操作,应用棉线将大鼠两上门齿固定于实验板上。

4. **豚鼠**　豚鼠性情温和,胆小易惊,一般不伤人,用手轻轻握住其身体即可(图3-8)。但是在实验操作过程中,豚鼠会不停地挣扎,操作者的手会

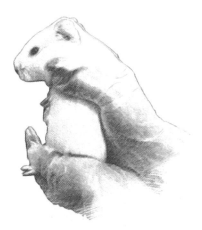

图3-8　豚鼠抓取

越握越紧,加之豚鼠胆小紧张,很容易导致动物呼吸困难甚至死亡。可以用纱布将豚鼠头部蒙住,或把豚鼠置于实验台上,一手握住豚鼠的背部,抓住其肩胛上方,将手张开,用拇指和食指环箍其颈部,中指、无名指和小指握住胸部,食指和中指要夹住豚鼠前肢,将其提起来。另一手托其臀部,拇指和食指夹住后肢即可。被麻醉的豚鼠按实验要求可固定在固定板上,其方法与固定大、小鼠的方法相同。

5. **家兔、猫**　抓取家兔和猫时,以右手抓住其颈背部皮肤,轻轻把动物提起,迅速以左手托住其臀部,使动物体重主要落在抓取者的左掌心上,以免损伤动物颈部(图3-9)。家兔和猫一般不咬人,但脚爪锐利,当被抓取时会挣扎反抗,抓伤操作人员,所以要特别注意其四肢。此外,抓动物的耳朵、腰部或四肢都不是正确的方法,这些手法会造成动物耳、颈椎或双侧肾脏的损害。

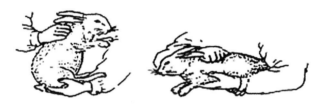

图3-9　家兔的抓取

家兔可固定在兔盒内或兔台上,猫可固定在猫袋或实验台上。固定在一般实验台上时,需用粗棉带固定四肢,用头部固定器固定头部。棉带应打成活结,以利迅速松解。

6. **犬**　犬易咬人,但通人性。如果实验前动物曾与实验人员接触,受过调教,抓取固定就很容易,对一些无刺激、无疼痛的实验,犬也会服从,可以不固定或不给麻醉药。

捉犬时,首先是用狗头钳或拉紧犬颈部的链绳使犬头固定(曾调教过的犬不需要这一步),用一长棉带(约1m)打一空结绳圈,实验人员由犬背面或侧面将打有活结的绳圈套在其嘴面部,迅速拉紧绳结,将绳结打在上颌,然后绕到下颌再打一个结,最后将棉带引至后颈部打结把带子固定好(图3-10)。注意,前两个结已把犬嘴固定好,但必须打第三个结,否则容易被挣脱。

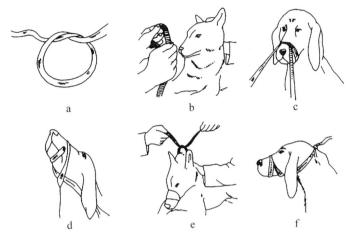

图 3-10 狗嘴的捆绑方法与步骤

麻醉后的犬可用粗棉带捆住四肢,固定于实验台上。头部用犬头固定器固定好后,就可解去嘴上的带子。若无犬头固定器,可用棉带把犬头固定在实验台上,嘴上的带子应稍松一点,以利于动物呼吸。如采取仰卧位,四肢固定方法与家兔相同。

第四节 实验动物的给药方法

一、大鼠、小鼠

(一) 经口给药法

1. **灌胃法** 用灌胃器将药物灌到动物胃内。灌胃器由注射器和特殊的灌胃针构成。小鼠的灌胃针长 4~5 cm,直径约 1 mm;大鼠的灌胃针长 6~8 cm,直径约 1.2 mm。为防止针头刺入气管或损伤消化道,灌胃针的尖端焊有一小圆、中空的金属球,球端弯成 200°左右的角度,以适应口腔、食管的生理弯度走向(图 3-11)。

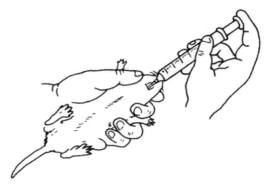

图 3 - 11　鼠的灌胃方法

　　把动物捉持固定好后,先用灌胃针比量测定由动物唇部到最后一肋的长度,并标记在灌胃针上。给小鼠灌胃时,左手捏住小鼠颈背部皮肤,以左手环指或小指将尾巴紧捏在掌上,使动物腹部朝上,右手持接有灌胃针头的注射器,先从小鼠口角插入口腔内,然后用灌胃针头压其头部,使口腔与食管成一直线,再将灌胃针头沿咽后壁轻轻进入食管。当灌胃针头继续轻轻进入稍感有抵抗时,此位置(灌胃针头插入 1/2)相当于食管通过膈肌的部位。一般在此位置注入即可。如此时动物安静、呼吸无异常,可将药物注入。如果小鼠挣扎厉害,则抽出后重新插送灌胃针。若反复几次不能成功,要考虑换小号灌胃针,强行进针会把食管刺破而致动物死亡。灌完药后轻轻抽回灌胃针。给大鼠灌胃时,由动物门齿与臼齿间的裂隙进针,使灌胃针沿着口腔上部向后达喉头,让大鼠吞咽,轻轻转动针头可刺激大鼠吞咽。如果动物挣扎,退出灌胃针,待动物安静,呼吸平稳后,重新插入。如果感到稍有阻力,进针已到标记处,就可灌注药物,灌完后轻轻抽出灌胃针。

　　灌注量:小鼠 0.1～0.3 mL/10 g 体重;大鼠 1～2 mL/100 g 体重。

　　2. 口服法　把药物溶于动物饮水或放入饲料中让动物自动摄取。此法优点在于简单方便,缺点是不能保证给药剂量准确。一般适用于对动物疾病的防治或某些药物的毒性实验,复制某些与食物有关的人类疾病动物模型。

　　(二)注射给药法

　　1. 静脉注射　大、小鼠的尾部有 3 条静脉,一般常采用两侧的静脉。把动物固定在暴露尾部的固定器内(可用烧杯、铁丝罩或粗试管等物代替固定器)。置尾巴于45～50℃的温水中浸泡几分钟或用75％乙醇棉球反复擦抹,使尾部血管扩张。行尾静脉注射时,尽量采取与尾部平行的角度进针。抽吸法不能验证是否穿刺成功,开始注药时应尽量缓慢,仔细观察,如果有白色皮丘出现,说明未刺入血管,应重新向尾部方向移动针头,再次穿刺,直至注射时无皮丘出现,才能正式注射药液。有时在注射的同时可见静脉血被注射进去的药液向前推进(图3-12)。

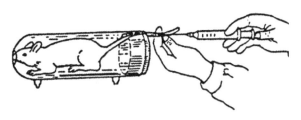

图3-12 鼠尾静脉注射

注射量:小鼠0.05～0.1 mL/10 g体重。

大鼠尾部皮肤表面覆盖有很粗糙、较厚的鳞片,穿刺比较困难(一般少用),穿刺时可在整个尾巴长度的远1/4和1/3交界处进针,这里的皮肤相对薄一些。很多药物会损伤鼠类的尾巴,一般不采用尾静脉注射。

2. **腹腔注射** 正确捉持动物,使鼠腹部面向捉持者,鼠头略朝下。捉持者右手持注射器进行穿刺,其穿刺部位在腹白线偏左的下腹部。针头刺入皮肤后进针3 mm左右,接着使注射针与皮肤面呈45°角刺入腹肌,当感到落空感时表示已进入腹腔,回抽无肠液、尿液后即可注射(图3-13)。

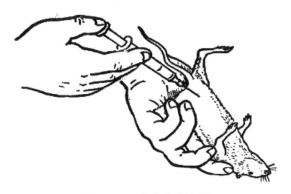

图3-13 小鼠腹腔注射

注射量:小鼠 0.1~0.2 mL/10 g 体重;大鼠 1~2 mL/100 g 体重。

3. **皮下注射** 操作者用左手将动物轻轻压在实验台面上,将其颈背或侧腹部皮肤提起,注射针头取一钝角角度穿刺入皮下,把针头轻轻向左右摆动,易摆动表示已刺入皮下,轻轻抽吸,如无回流就缓慢地将药液注入皮下。拔针时左手拇、食指捏住进针部位数分钟,以防止药液外漏(图 3 - 14)。

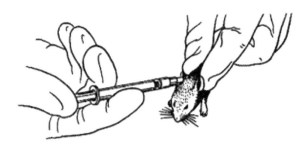

图 3 - 14 小鼠皮下注射

注射量:小鼠为 0.1~0.3 mL/10 g 体重;大鼠为 1 mL/100 g 体重。

4. **皮内注射** 固定动物的方法和注射部位与皮下注射相同。用皮试针头穿刺,针头进入皮肤浅层,不能左右摆动时,即表明针头在皮内。回抽无回流后,缓慢将药液注入皮内。注射后皮肤出现一白色小皮丘。

注射量:每个部位每次 0.1 mL。

5. **肌内注射** 大鼠和小鼠肌肉少,很少采用肌内注射给药。若必须肌注给药,常在股部注射,实际上是注射在后腿肌和股四头肌上,但这样极易损伤坐骨神经,造成患肢永久性瘫痪。操作时如有两人配合更为方便,一人持动物,并用右手拉直动物下肢,另一人进行注射。每次用药量不宜过大,以免损伤受注射肢体。

注射量:每次不超过 0.1 mL。

二、其他动物

(一) 经口给药

1. **自动摄取法** 将药物混于饲料中或溶于饮水中,让动物自动摄取。

如果药物异味重,动物不愿进食,可将药物夹在美味食团中,例如,可将药物夹在鱼腹中让猫摄食,夹在馒头或面包中让犬摄食等,动物会在不知不觉中把药物吞进体内。

2. **喂药法** 如果药物为固体,可将豚鼠、兔、猫等抓取固定好,以操作者的左手拇、食指压迫动物颌关节处或其口角处,使口张开,用镊子夹住药物,放进动物舌根部,然后闭合其嘴,使动物迅速闭口咽下。不温顺的猫,可固定在猫固定袋里操作。

给犬喂药,先用犬头钳固定其头部,用粗棉带绑住犬嘴,操作人员以双手抓住犬的双耳,两腿夹住犬身固定,然后解开绑嘴绳,由另一操作者用木制开口器将犬舌压住,用镊子夹住药物从开口器中央孔放入犬嘴,置舌根部,然后迅速取开开口器,使动物吞下药物。给药前可先用棉球蘸水湿润动物口腔,以利吞咽药片。

3. **灌胃法** 兔、豚鼠、猫、犬的灌胃法与大、小鼠的灌胃法基本相同。所不同的是,灌胃时必须很好固定,一般要两人配合;需要用开口器,一则保护胃管不被动物咬破,二则可帮助开口并保护操作人员不受损伤;灌胃管用特制胃管或导尿管。

固定动物在一操作者的双腿之间(如给犬喂药的固定法),如为猫、豚鼠或兔,操作人员用双手握住动物双前肢和双耳,另一操作者用木制开口器将动物舌压下,如果动物不开口可稍加压力转动开口器,迫使动物开口。然后将灌胃管由开口器中央孔插入,沿上腭壁推进约 5～20 cm(豚鼠约 5 cm;兔约 15 cm;犬约 20 cm),将导管一端置于一杯清水中,若连续有气泡,说明插入呼吸道(一般动物挣扎厉害),应立即拔出胃管,重新操作。如无气泡,说明没有插入气管,即可注药。灌注药后可用少许清水将胃管里的药全部冲入胃内,以保证灌入药的剂量准确。灌胃完毕后,先退出胃管,后退出开口器。

豚鼠经灌胃后,咽喉常被胃管损伤。因此,最好不用胃管给豚鼠灌胃。

在给兔、犬等动物灌胃时,也可不用开口器。给犬灌胃时,用 12 号灌胃管,左手抓住犬嘴,右手中指由右嘴角插入,摸到最后一对臼齿后的天然空隙,胃管由此空隙顺食管方向插入约 20 cm 即可入胃内。给兔灌胃时,将兔固定在木制固定盒内,操作者左手虎口卡住并固定好兔嘴,右手持 14 号细导尿管,由右侧唇裂避开门齿,将导管慢慢插入,向前推进约15 cm,即可达胃内。

灌胃过程中应随时注意观察动物,一旦动物挣扎厉害或发绀,很有可能是灌胃管插入气管所致,应拔出管子,重新开始操作。

灌胃量:豚鼠每次4～7 mL/只;家兔每次80～150 mL/只;犬每次200～500 mL/只。

(二) 注射给药

1. 静脉注射

(1) 兔:一般采用耳缘静脉。兔耳中央为动脉,内外缘为静脉。内缘静脉不易固定,很少选用。外缘静脉表浅,易固定,常用作注射部位。注射时先拔去注射部位的被毛,用手指轻弹或轻揉兔耳,使静脉充盈。左手食指和中指尖夹住轻压耳缘静脉的近心端,拇指和无名指拉紧兔耳的远心端,右手持注射器从远心端刺入静脉,针头朝向近心端,当穿刺成功后,移动拇指于针头上,将兔耳与针头牢固捏在一起,放松食指和中指,将药液注入后,拔出针头,用手指压迫针眼直至不出血为止。不可用中央动脉注射药物,以免药物损伤兔耳(图3-15)。

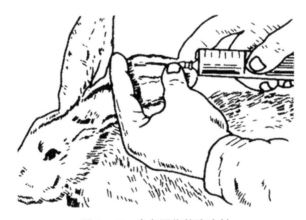

图3-15 家兔耳缘静脉注射

(2) 犬、豚鼠:选前肢皮下头静脉或后肢小隐静脉注射。此外,舌下静脉和豚鼠耳部静脉也可用来注射。

(3) 蛙、蟾蜍:采用腹壁静脉注射。将动物脑脊髓破坏后,仰卧位固定于蛙板上,沿腹部中线稍左剪开皮肤及腹肌,可见到腹静脉贴在腹壁肌内下行,将注射针头沿血管朝向心脏方向刺入即可注射药物。

2. **腹腔注射** 豚鼠、猫、犬和兔腹腔注射部位及方法与大、小鼠相同。

3. **皮下注射**

(1)豚鼠:注射部位选大腿内侧面、背部、肩部等皮下脂肪少的地方。

(2)兔:选背颈部位注射。

(3)犬:选背颈部位注射,应将动物牢固安全地固定好。

4. **皮下淋巴囊注射** 蛙、蟾蜍的皮下有数个淋巴囊,注射药物后很易吸收,其中以胸淋巴囊最常用于注射给药。操作人员以左手握住动物,右手持注射器连小号针头,将针头刺入口腔,穿过下颌肌层进入胸淋巴囊内注射药物。

5. **皮内注射** 选择注射部位与皮下注射相同,注射方法请参照大、小鼠皮内注射法。

6. **肌内注射**

(1)豚鼠:选腰肌注射。把动物放到桌子上或靠近操作者的身体,操作人员左手放到动物背部,稍向下压。用左拇指和食指找到腰肌位置,在偏离中左右腰部进行注射,从而避免刺入脊柱。

(2)兔、猫:注射部位选双后肢上部和腰肌。具体方法请参照大、小鼠和豚鼠的肌内注射法。

(3)犬:选择臀部或股部肌内注射。

给动物用药的方法和途径很多,这里主要介绍了注射给药法和经口给药法。此外,还有经呼吸道、经皮肤、经肛门、心内注射、小脑延髓穿刺、脊髓腔穿刺、关节腔穿刺给药等给药途径,在实验动物的麻醉方法和动物的处死方法中已对经呼吸道给药和心内注射给药有所提及。

第五节 实验动物的麻醉

在一些动物实验,特别是手术等实验,为减少动物挣扎,保持其安静,并便于操作,常对动物采用必要的麻醉。给动物施行麻醉术时,应考虑实验性质、时间长短以及动物的解剖结构、生理反应、体形大小及性情等特征来选择合适的麻醉药和麻醉方法。

理想的麻醉药应具备以下 3 个条件：①麻醉完善，使动物完全无痛，麻醉时间能大体满足实验的要求；②对动物的毒性及观察指标影响最小；③应用方便。

麻醉方法可分为局部麻醉和全身麻醉两种。

一、全身麻醉

全身麻醉简称全麻。全麻可使动物意识和感觉暂时不同程度地消失，要求动物肌肉充分松弛、感觉完全消失、反射活动减弱。

全麻药分挥发性和非挥发性两种，一般吸入法采用挥发性麻醉药，注射法采用非挥发性麻醉药。常用的动物全身麻醉药如表 3-1 所示。

表 3-1   常用麻醉药的剂量与浓度

麻醉药名	适用动物	给药途径	给药剂量/(mg/Kg)	常配浓度/%	维持时间
乙醚	各种动物	吸入	—	—	1～2 min 可持续吸入
氯仿	各种动物	吸入	—	—	同乙醚
戊巴比妥钠	犬、猫、兔	静脉	30～50	3	2～4h,中途加 1/5 量,可多维持 1 h 以上
	豚鼠	腹腔	40～50	3	
	大、小鼠	腹腔	40～50	2	
氨基甲酸乙醋（乌拉坦）	犬、猫、兔	腹腔静脉	750～1000	20	2～4h,安全,毒性小
		直肠	1500	20	
	豚鼠、大、小鼠	肌肉	1350	20	
硫喷妥钠	犬、猫、兔	静脉、腹腔	25～50	1～5	15～30 min,效力强,宜慢注射
	大鼠	静脉、腹腔	50～100	1	
		静脉	40～50	5	
异戊巴比妥钠	犬、猫、兔、鼠类	肌肉、腹腔	80～100	10	4～6h
		直肠	100	10	
		腹腔	100	10	

（一）吸入麻醉

1. **大鼠和小鼠的开放性乙醚吸入全身麻醉法** 先将浸湿乙醚的棉球放在小烧杯内，再将小烧杯放在麻醉盒内，最后把动物放在麻醉盒内，注意观察动物。开始动物活动自如，甚至爬到小烧杯上去闻乙醚，不久便出现兴奋、爬行不停等现象，渐渐地动物由兴奋转入抑制，自行倒下。这时如果动物角膜反射迟钝，四肢紧张度下降即可取出乙醚棉球烧杯，观察2～3 min。如果烧杯取走后动物又渐渐开始挣扎，立即把烧杯再次放进麻醉盒。如果动物无爬起挣扎现象即可取出动物做实验。在整个实验过程中要观察动物情况，如需维持较长时间或需加深麻醉，可待动物固定好后，把乙醚小烧杯轻轻放在动物鼻部（图3-16）。

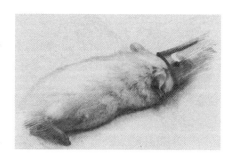

图3-16 大鼠吸入麻醉

2. **兔和猫的开放性吸入乙醚全身麻醉法** 把动物放在麻醉箱内，麻醉瓶里装约20 mL乙醚。不断用打气囊打气，将乙醚通过塑料管喷到麻醉箱内。当观察到动物意识丧失，四肢松弛，反射下降或消失时，停止打气，取掉塑料管，观察动物无苏醒趋势即可取出动物做实验。

3. **犬的开放性点滴吸入乙醚全身麻醉法** 把犬固定好后，先把双眼涂上眼膏或给其戴上眼罩，以免犬眼结膜受到刺激或变干燥。然后选用大小合适的麻醉口罩，内加几层纱布，轻轻盖在犬的鼻部。用麻醉瓶将乙醚滴在面罩上，让犬呼吸乙醚蒸气，即所谓的"闻"乙醚。滴几滴乙醚后，停止点滴，取出面罩，让动物呼吸一下空气。如此反复，待动物肌张力明显下降，角膜反射迟钝，皮肤痛觉消失后即可开始实验。实验过程中松解绑嘴带，将舌拉出放在口腔外一侧，以免麻醉状态下动物舌后坠堵住气道引起窒息。

（二）注射麻醉

大、小鼠和豚鼠多采用腹腔注射给药法进行麻醉，犬、兔和猫等动物，除腹腔给药外，还可静脉注射给药。当麻醉兴奋期出现动物挣扎时，注射针头容易滑出,特别是静脉注射时,很难再穿刺。因此,选择腹腔注射优于静脉注射。腹腔注射如果动物兴奋挣扎,可快速注射一定量的麻醉药,然后拔出针头,待动物较安静后重新穿刺给药。一般注射麻醉药时,先推总量的 2/3,然后仔细观察,如果已达到所需麻醉程度,余下的麻醉药不一定注射完。

常用的非挥发性麻醉药是戊巴比妥钠。戊巴比妥钠为白色粉末,此药既可以用于腹腔注射麻醉法,又可用于静脉注射麻醉法。其特点为安全范围大,毒性小,对动物呼吸系统和循环系统抑制作用小,麻醉潜伏期短,麻醉维持时间较长。一般用生理盐水溶解,所配浓度按动物体重计算。例如,犬静脉麻醉用 30 mg/kg 体重,可配成 3% 的戊巴比妥钠溶液,使用时按 1 mL/kg 计算用量。

二、局部麻醉

局部麻醉是指在用药局部可逆性地阻断感觉神经冲动的发出和传导,在动物意识清醒的条件下使用药物使局部感觉消失。局部麻醉药一般在用药后几分钟内起效,药效可维持几小时。局部麻醉药对感觉神经尤其是痛觉神经的作用持续时间比对运动神经作用时间长。

局部麻醉方法很多,有表面麻醉、浸润麻醉和阻断麻醉等。

常用实验动物局部麻醉药主要有盐酸可卡因和普鲁卡因。盐酸可卡因主要用来做表面麻醉,盐酸普鲁卡因主要用来做局部浸润麻醉。浸润麻醉是将药物注射于皮内、皮下组织或手术深部组织,以阻断用药局部的神经传导,使痛觉消失。

常用的浸润麻醉药是 1% 盐酸普鲁卡因。此药安全有效、吸收显效快,但失效也快。注射后 1～3 min 内开始发挥作用,可维持 30～45 min。它可使血管轻度舒张,导致手术局部出血增加,且又容易被吸收入血而失效。

施行局部浸润麻醉时,先把动物抓取固定好,在将进行实验操作的局部皮肤区域用皮试针头先做皮内注射,形成橘皮样皮丘,然后换局麻长针头,由皮丘点进针,放射到皮丘点四周继续注射,直至要求麻醉区域的皮肤都浸润到为止。再按实验操作要求的深度,按皮下、筋膜、肌肉、腹膜或骨膜的顺序,依次分别注入麻醉药,以达到浸润神经末梢的目的。每次注射时必须先回抽，以免把麻醉药注入血管内。注意进针后，如麻醉药用完，又需继续用药，不需拔出针头，只将注射器取下另抽吸麻醉药即可。这样可减少对动物痛觉的刺激，又可减少对局部组织的损伤。

三、麻醉药物的用量

麻醉的剂量除参照表3-1外，还应考虑药物在动物体内的代谢率，动物的年龄、性别、体质和实验经历。年龄小、雌性、体质差的动物，用量应稍偏小。曾被麻醉过的动物，再次麻醉时，有的动物对麻醉药的耐受性增强，而有的则特别敏感。因此，对待再次被麻醉的动物，麻醉时要密切观察，减小或加大剂量应视具体情况分别对待。

四、麻醉意外的抢救

在实验进行中，因麻醉过量、大失血、严重创伤、窒息等而使动物出现血压急剧下降甚至测不到、呼吸极慢而且不规则，甚至呼吸停止、角膜反射消失等临床死亡症状时，应立即进行抢救。抢救一般针对大的动物或实验必须继续进行的情况，否则无抢救价值。因为动物大脑缺氧超过5 min，可致形态、功能的不可逆转性损伤，虽然有部分恢复的可能，但这种动物已不宜作为实验对象。

意外的抢救方法是针对具体情况采取对症治疗的措施。首先应该立即停止注射麻醉药，并采用与麻醉药有拮抗作用的苏醒剂。如果呼吸停止，仍有心跳，可做人工呼吸，并给动物吸入含95%氧和5%二氧化碳的混合气体，再注射呼吸兴奋剂；如果呼吸、心跳均停止，可用0.1%肾上腺素适量做静脉或心内注射。体内外心脏按摩、动脉快速注射50%的高渗性葡萄糖溶液都是恢复心脏功能、呼吸功能、升高血压的办法。

第六节　实验动物的血液采集

一、大鼠、小鼠

1. 尾尖采血

（1）穿刺尾动脉法：麻醉、固定动物，动物取仰卧位，将针头刺入尾部腹动脉，将毛细管插入针芯，就可采到约 0.5 mL 动脉血。采血完毕后，对穿刺部位进行加压止血。此法亦只适用于取大鼠血。

（2）切割尾静脉法：动物麻醉后，如上法使尾部血管扩张，用锐利刀片切割开尾静脉一段，用试管等物接取血液，每次可取血 0.2～0.3 mL，鼠尾的 3 根静脉可交替切割，由尾尖开始，一根静脉可切割多次。采血后用棉球压迫止血。这种方法主要适用于大鼠，而小鼠尾静脉太细，不太适用。

（3）剪尾尖法：把动物麻醉后，将尾巴置于 50℃热水中浸泡数分钟，擦干，剪去尾尖（小鼠长 1～2 mm，大鼠长 5～10 mm），用试管接取血液，自尾根部向尾尖按摩，血液会自尾尖流入试管。取血后用棉球压迫止血并用 6% 液体火棉胶涂在伤口处。这种方法可重复多次使用。小鼠每次可采血约 0.1 mL，大鼠每次可采血约 0.3～0.5 mL。

2. 眼部采血

（1）眼球后静脉丛（窦）取血法：用毛细管（玻璃或塑料均可）或特制的球后静脉丛采血器采血均可。事先将毛细管或采血器浸泡在 1% 肝素溶液中数分钟，然后取出干燥备用。将动物放在实验台上，左手抓住鼠耳之间的头皮，并轻轻向下压迫颈部两侧，致动物静脉血回流障碍，眼球外突。右手持毛细管由内眦部将其尖端插入结膜，使毛细管与眶壁平行地向喉头方向推进约 3～5 mm 深，如是即达其静脉窦，可见血液顺毛细管外流。如为大鼠，需轻轻转动毛细管，使其穿破静脉丛，让血液顺毛细管流出。用纱布轻压眼部止血。同一动物可反复交替穿刺双眼多次，按此法小鼠可一次采血 0.2 mL，大鼠 0.5 mL（图 3 - 17）。

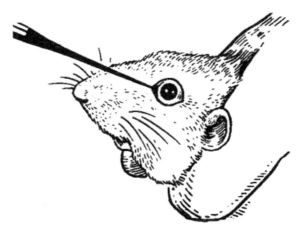

图 3 - 17　眼球后静脉丛取血

(2) 摘眼球法:实验操作人员用左手抓住动物颈部皮肤,并将动物轻压在实验台上,使其取稍侧卧位,左手拇、食指尽量将动物眼周皮肤往颈后压,使眼球突出。用眼科弯镊夹去眼球,将动物倒立,一旦眼球摘除,血液即流出来,立即用器皿接住。采血完毕后,立即用纱布压迫止血。这种方法易导致动物死亡,如需继续实验,就不能采用此法(图 3 - 18)。

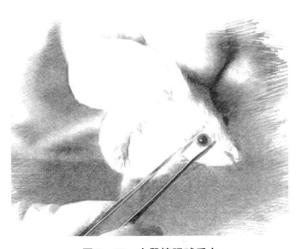

图 3 - 18　小鼠摘眼球采血

3. **大血管采血**　颈静脉、颈动脉或股静脉、股动脉采血法。把麻醉的动物取仰卧位固定,分离暴露上述任何一条血管,拉一牵引线在血管近心端,拉紧这一牵引线可阻断静脉回流。左手提牵引线,右手持注射器顺血管走向,向远心端穿刺采血。如果动物血管太细,无法穿刺,可剪断血管直接用注射器或吸管吸血。

4. **心脏采血**

(1)穿刺法:把动物仰卧位固定在固定板上。固定前最好给动物施行乙醚吸入麻醉。剪去心前区被毛,在左胸第3~4肋间,用左手食指摸到心跳最明显处,右手持注射器垂直进针,当感到有落空感时,仔细体会,可注意到针尖随心搏而动,此时已插入了心脏。如果事先将注射器抽一点儿负压,可见血液随心脏跳动的力量进入注射器,采血完毕后缓慢抽针,让动物卧位休息几分钟再将动物取下放回笼子(图3-19)。如果有落空感后,不能感受到心脏搏动又无血液流入注射器,可一边退针或进针,一边抽吸,一旦抽到血液,立即停止进针或退针,固定好注射器,继续采血。注意:只能上、下垂直进退针,切不可左右前后摆动针头,以免刺破心脏。退针要注意:如果进针穿刺部位正确,不要把针退出胸廓,而只需退到胸壁脏层部位即可。

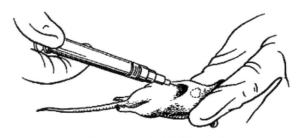

图3-19　心脏穿刺采血

(3)开胸法:切开动物胸腔,直接从见到的心脏内抽血。也可剪破心脏,直接用注射器或吸管吸血。

5. **腋下采血**　将麻醉后的小鼠仰卧固定,剪开腋下皮肤,钝性分离腋下的胸肌等组织,暴露腋下血管,剪断腋下动脉,用注射器或吸管吸血。

6. **断头采血**　用剪刀迅速剪掉动物头部,立即将动物颈朝下,提起动物,血液可流入已准备好的容器中(图3-20)。

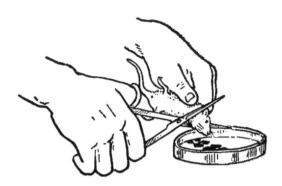

图 3 - 20 小鼠断头采血

上述采血法各有其长处,如果少量采血作涂片,可由尾尖采血;如果要求按无菌操作法采血,可由心脏采血。如果实验要求动物继续存活,绝不能用断头法或开胸法采血。注意:如为慢性实验,无论是采血或注射给药,均应严格执行消毒和止血程序。

二、家兔等动物

1. 兔耳缘静脉采血法

(1)穿刺采血法:操作同兔耳缘静脉注射给药法。穿刺同给药法操作,穿刺成功后即可抽血。此外,针头可不连接注射器,直接让血液滴在有抗凝剂的容器内。

(2)切割采血法:当兔耳部血管被充分扩张后,可用刀片割破耳缘静脉,或用注射针刺破耳缘静脉,让血液自然流出,滴入有抗凝剂的容器内。用器皿接血滴时,注意移开耳尖,让伤口或针头乳突部直接靠近容器。操作过程中注意不要松开阻断静脉回流而夹在耳根部的左手中指和食指。

采血穿刺与注射穿刺刚好相反,采血穿刺逆血流方向进针,采血量越大,越要靠近根部进针。

2. 兔耳中央动脉采血法
经兔耳中央的一条较粗、颜色鲜红的动脉采血,每次可采到约 15 mL 血。操作方法基本与静脉采血法相同。由动脉末端,顺向心方向进针,穿刺成功可见动脉血进入针管。取血完毕后注意止血。虽然穿刺前兔耳血管已充分扩张,但在穿刺过程中动脉常发生较长时间的痉挛性收缩,这时可稍等一下,待动脉重新舒张后再抽吸。进针部位从中央动脉末端开始,不要在近耳根部取血,因耳根部软组织厚,血管略深,易穿透血管导致皮下出血。

3. 豚鼠耳缘切割采血法　把豚鼠放在实验台上,操作人员轻轻将其扶住靠在身边。先用二甲苯棉球反复擦抹鼠耳壳,使其充分充血,然后以刀片割破豚鼠耳缘血管,让血自然流入容器内。采血后用纱布压迫伤口止血。

4. 体表静脉采血法

(1)兔:后肢胫部皮下静脉采血可以不麻醉,将其仰卧固定,拔去胫部被毛,在胫部上端股部扎以橡皮管,可在胫部外侧皮下,见到皮下静脉。用左手拇、食指固定好血管,右手持注射器,与皮下静脉平行进针,抽吸有回血即可采血。采血完毕后压迫止血,止血时间应稍长,因此处不易止血,如止血不完全,可造成皮下血肿,影响连续多次取血。

(2)豚鼠:足背中静脉采血,动物由一名操作人员轻轻握住,并将左或右后肢膝关节伸直。穿刺人员以左手拇、食指拉住动物的趾端,右手穿刺。采血后需压迫止血。

(3)犬和猫:后肢外侧小隐静脉和前肢内侧皮下静脉采血(采血方法参见本章第四节"犬静脉注射给药")。

5. 大血管采血法

(1)颈外静脉采血法:用于兔和猫,将动物仰卧固定,特别注意用固定器将颈部充分暴露。操作人员用左手朝心端绷紧颈部皮肤,右手持注射器沿颈部平行方向朝头端方向刺入,开始进针稍深,如无回血,一边进针或退针,一边缓慢抽动针栓,有回血后固定好注射器位置,缓慢采血。

(2)股静脉、股动脉采血法:①经皮穿刺法。将动物固定好后,穿刺者左手触摸股三角区,当感到有动脉搏动时,尽量由远心端方向进针,向近心端方向穿刺。如果刺到血管可见血液流入针管。如果需采静脉血,要特别注意当由扪到的动脉搏动部位进针后,当针头触及索状股动脉时,稍将针头朝内侧移动,再迅速穿刺,即可穿刺到股静脉。采血过程中操作应迅速。采血完毕后压迫针眼及其上方部位2~3 min。②暴露穿刺法。将动物仰卧固定,剪去腹股沟的被毛,行股三角区局部麻醉,切开长2~3 cm的皮肤,钝性分离软组织,暴露股动脉并游离出1~2 cm。结扎股动脉的远心端,近心端用动脉夹夹住,在动脉壁中央刺一小孔,插入采血用的细管子,放开动脉夹,血液即可流出。放血量不能太多,以免影响动物健康。

6. **心脏采血法**　心脏采血法对豚鼠、兔、猫和犬都适用。方法和注意事项请参见大、小鼠的心脏采血法。

第七节　急性动物实验常用的手术部位及手术方法

(一) 颈部手术

包括神经、静脉、颈总动脉和气管的暴露、分离和插管术。步骤如下。

1. **备皮(剪毛)**　动物仰卧固定,用粗剪刀剪去颈前皮肤的被毛,不可用组织剪或眼科剪。剪毛范围应大于切口长度。为避免剪伤皮肤,可一手将皮肤绷平,另一手持剪刀平贴于皮肤逆着毛的朝向剪毛。剪下的毛应及时放入盛水的杯缸中浸湿,以免到处飞扬(图3-21)。

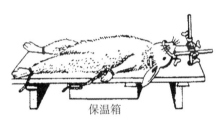

保温箱

图 3-21　家兔的固定

2. **切口和止血**　手术者左手的拇指和食指撑紧皮肤,右手持手术刀,以适当的力度沿颈腹正中线依次切开皮肤和皮下组织直至肌层,上起甲状软骨,下达胸骨上缘,用皮钳夹住皮肤切口边缘暴露手术视野,以便进一步的操作(图3-22)。

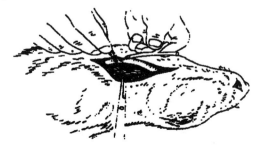

图 3-22　家兔颈部手术切口

为避免肌组织出血,在分离肌肉时,若肌纤维走向与切口一致,应行钝性分离;若肌纤维走向与切口不一致,则应采用两端结扎、中间切断的方法。干纱布只用于吸血和压迫止血,不可用来擦拭组织,以免组织损伤和刚已形成的血凝块脱落。

在手术过程中应保持手术视野清晰,防止血肉模糊妨碍手术操作和实验观察。因此,应注意避免损伤血管,如有出血应及时止血,组织渗血可用温热盐水纱布压迫、明胶海绵覆盖或电凝等方法;较大血管出血可用止血钳夹住出血点及其周围少许组织,结扎止血;骨组织出血:先擦干创面,再及时用骨蜡填充堵塞止血;肌组织出血:肌肉的血管丰富,肌组织出血要与肌肉一同结扎。

3. 神经、血管和气管的暴露与分离

(1)气管:在切口下分开皮下组织和胸骨舌骨肌和胸锁乳突肌,即可看到气管,用玻璃分针或止血钳将覆盖于气管表面的筋膜去除,使气管完全暴露。用弯止血钳或镊子在其下穿一根细棉线备用。

(2)颈外静脉:位于颈部皮下,胸锁乳突肌外缘,仔细分离 1.5～2.0 cm长,在其下方穿 2 根线备用。

(3)颈总动脉:位于气管两侧,分离覆盖于气管上的胸骨舌骨肌和侧面斜行的胸锁乳突肌,深处可见颈动脉鞘。细心分离鞘膜,即见搏动的颈总动脉和神经。分离出 2～3 cm 长的颈总动脉,在其下穿 2 根线备用。

(4)神经:颈动脉鞘内有一束神经与颈总动脉伴行。这束神经中包含有迷走神经、交感神经和减压神经。找到颈动脉鞘后,先仔细辨认 3 条神经,3条神经均与动脉平行,迷走神经最粗,交感神经次之,减压神经最细,如毛发般粗细,且常与交感神经紧贴在一起。用玻璃分针将所需神经仔细分离出1～2 cm,穿线备用。

神经和血管都是容易损伤的组织,在分离过程中要细心轻柔,以免损伤其结构与功能,切不可用有齿镊进行剥离,也不可用止血钳或镊子夹持。分离时应掌握先神经后血管、先细后粗的原则。分离较大的神经和血管时,应先用蚊式止血钳将其周围的结缔组织稍加分离,然后用大小适宜的止血钳沿分离处插入,顺神经或血管的走向逐步扩大,直至神经血管分离出来。在分离细小的神经或血管时,要用眼科镊或玻璃分针小心操作,需特别注意保持局部的自然解剖位置,不要把结构关系弄乱。如需切断血管分支,应采用两端结扎中间剪断的方法。

分离完毕后,在神经或血管的下方穿一浸透生理盐水的丝线,供刺激时提起或结扎之用。然后盖上一块盐水纱布,防止组织干燥;或在创口内滴加适量温液状石蜡,使神经浸泡其中。

4. 气管插管术 在甲状软骨下 0.5～1 cm 处,选一气管软骨间隙作横向切口,长度约为气管周长的一半,再向头端作一小的纵向切口,便呈倒 T 型,需防止血液流入气管内。把 Y 形气管插管的斜口面朝下向肺脏方向插入后,再转动插管使其斜口面朝上,用棉线结扎固定插管,并将线尾缚结固定于套管的分叉处。

5. 颈外静脉插管术 颈外静脉插管用于注射、取血、输液和中心静脉压测量。

插管的准备:取长度适当的塑料管或硅胶管,插入端剪成斜面,另一端插入粗细适当的钝针头。针座上连接三通活塞。用盛有稀肝素生理盐水(20 U/mL)的注射器与三通的另一端口相连,将肝素生理盐水充满导管,关闭活塞。

插管时先用动脉夹夹住静脉近心端,待静脉充盈后再结扎远心端。用眼科剪在静脉上靠远心端的备线处呈 45°角剪一小口,约为管径的 1/3 或 1/2,向心脏方向插入导管。将导管送入至所需的长度,犬、兔一般进入 2～3 cm。用已穿好的线打一个结,取下动脉夹。测量中心静脉压时,兔需插入 5 cm,此时导管口在上腔静脉右心房入口处,打好第 2 个节,并将远心端结扎线围绕导管打结使之固定。

6. 颈总动脉插管术 作测量血压或放血用。插管的准备同颈外静脉插管。

动物静脉注射肝素(500 U/kg)使全身肝素化。结扎动脉远心端,用动脉夹夹住近心端,两端的距离尽可能长。用眼科剪在靠远心端结扎线处的动脉上呈 45°角剪一小口,约为血管周长的 1/3 或 1/2,向心脏方向插入动脉插管 2～4 cm,用已穿好的线打结固定,并用结扎线的尾端围绕导管打结做 2 次结扎固定。插玻璃的动脉导管时,将充满柠檬酸钠的导管插入 0.5 cm 左右,打结缚紧,在侧管上再打一个结以固定牢固。暂勿放开动脉夹。注意动脉导管勿使管尖与动脉壁成折角状,以防戳破动脉壁。

(二) 腹部手术

将麻醉好的动物仰卧位固定于手术台上。

1. **膀胱插管**   在耻骨联合上方沿正中线做一 4～5 cm 长的纵切口,在沿腹白线切开腹腔,暴露膀胱后将其上翻并结扎尿道,在膀胱顶部血管较少的部位剪一小口,插入膀胱插管,使插管的另一端低于膀胱水平,用丝线将切口处的膀胱壁结扎固定于插管上。

2. **输尿管插管**   在耻骨联合上方沿正中线做一 4～5 cm 长的纵切口,在沿腹白线切开腹腔,将膀胱翻至体外,在膀胱底两侧辨认输尿管,注意与输精管加以区别。分离靠近膀胱处的输尿管,在其下方穿线备用,用眼科剪在输尿管上剪一小口,将充满生理盐水的细塑料插管朝向肾脏方向插入,用备用线结扎固定插管。

3. **胆总管插管**   在剑突下沿正中线切开长约 10 cm 的切口,打开腹腔,沿胃幽门端找到十二指肠,在十二指肠上端背面可见一黄绿色较粗的肌性管道,即为胆总管。在近十二指肠处仔细分离胆总管,在其下方穿一丝线备用,于胆总管上靠近十二指肠端剪一小口,朝向胆囊方向插入细插管,并用备用线结扎固定。插管成功,可见绿色胆汁从插管流出,若未有胆汁流出,可能是未插入胆总管内,应取出插管重新操作。

(杨鹏飞)

实验一 药物的构效关系和量效关系

【实验目的】 了解药物的构效关系。在同系药物中,药物的作用可随取代基的变换而递变。

【实验原理】 去甲肾上腺素、肾上腺素、异丙肾上腺素 3 种儿茶酚胺类药物,在分子结构上有同系关系,它们对于心率和血压的影响随着侧链氨基上取代基的变化而递变。本实验可初步了解药物的构效关系。

在给予儿茶酚胺类之前,先给动物注射阿托品,其目的为阻断迷走神经对心脏的控制,使儿茶酚胺类对于心血管的作用能充分表现出来。

【实验动物】 猫 1 只。

【实验器材和药品】

1. 器材 手术器械、生理信号记录系统、血压换能器、气管插管、动脉插管、静脉插管、碱式滴定管、铁支架台、注射器。

2. 药品:生理盐水、3% 戊巴比妥钠溶液、1% 硫酸阿托品溶液、1×10^{-4} mol/L(33.7 μg/mL)重酒石酸去甲肾上腺素溶液、1×10^{-4} mol/L(22.0 μg/mL)盐酸肾上腺素溶液、1×10^{-4} mol/L(27.8 μg/mL)硫酸异丙肾上腺素溶液。

【实验方法】

(1) 取猫 1 只,称体重,腹腔注射 3% 戊巴比妥钠溶液 35 mg/kg,使之麻醉。背位固定于手术台上,剪去颈部及一侧腹股沟部位的毛。

（2）在颈部正中切开皮肤,分离肌肉,暴露气管,插入气管插管。在气管旁分离一侧颈总动脉,通过动脉插管连接血压换能器,以记录血压变化(具体步骤见相关的血压测定方法)。

（3）在一侧的腹股沟部位切开皮肤,分离出股静脉,插入与滴定管相连的静脉插管,以备注射药物及输入生理盐水。

（4）在动物的四肢皮下插入心电图机的记录电极,准备做Ⅱ导联描记,以便观察药物引起的心率变化(具体步骤见相关的心率测定方法。)

（5）给药:先经股静脉注射硫酸阿托品 2 mg/kg,然后依次注入药物 1×10^{-4} mol/L(33.7 μg/mL)重酒石酸去甲肾上腺素溶液、1×10^{-4} mol/L (22.0 μg/mL)盐酸肾上腺素溶液、1×10^{-4} mol/L(27.8 μg/mL)硫酸异丙肾上腺素溶液各 0.1 mL/kg。

在每次给药前、后,记录血压值并描记Ⅱ导联心电图,计算心率。注射药物时将针头刺入滴定管下端的橡皮管中。注完药物后由滴定管输入 2 mL 生理盐水,将药物冲入血管。注射过一种药物后须待血压恢复平稳,方可注入另一种药物。

【结果处理】 记录实验的基本过程,计算给予每种药物后心率和血压的增减百分率,填入表 4-1 内,并建议将 3 种药物所致的心率、血压增减百分率作柱形图来比较。

表 4-1 3 种儿茶酚胺类药物的药理活性比较

药物	剂量 /(mol/kg)	心率/(次/min)			血压/kPa		
		给药前	给药后	增减百分率	给药前	给药后	增减百分率
去甲肾上腺素							
肾上腺素							
异丙肾上腺素							

【注意事项】 本实验的目的为对 3 种儿茶酚胺类药物的药理活性作定量比较,因此给药量必须准确。去甲肾上腺素、肾上腺素和异丙肾上腺素均

易氧化失效,应选用其近期产品,于临用前新鲜配制。

【药物的量效关系分析概要】　生物的整体、器官、细胞对药物的反应强度,在一定的剂量范围内,随着剂量的变化而改变,这种剂量与效应间的关系即为"量效关系"。对于 3 种不同类型的药效关系,有 3 种量效关系(表 4 - 2)

表 4 - 2　3 种量效关系的类型

量效关系	说　明
量反应型	药效强度有程度大小的量的差别,效应强度是可计量的数据,如血压、心率、细胞数及酶活性等。受体水平上放射性配基结合实验和组织水平上肌肉收缩实验都是较典型的量反应型量效关系,在整体水平上由于干扰较多,量效关系往往存在一定畸变
时反应型	以时间来度量的药效反应,也属于量反应
质反应型	药效反应只有"出现反应"或"不出现反应"这样质的差别,而不存在程度上的大小

药理学研究中要想肯定某药疗效,特别是新药药效,单纯回答"用药组确实有效"是不够的,还应回答"用药组疗效确实优于对照组"及"新药组疗效不逊于某老药组",这正是设立阳性对照组和阴性对照组的原因。作为更进一步的要求,更希望能够回答"药物疗效与剂量有关,存在剂量依赖性",说明药效的剂量依赖性才是确定"效应来自药物"的最好证据。量效相关性与量效依赖性这两个概念意义相近,有时也常互用。两者概念的辨析如表 4 - 3 所示。

表 4 - 3　量效相关性与剂量依赖性概念的辨析

概念	具 体 含 义
量效依赖性	泛指剂量不同时药效也不同,含义较广
量效相关性	涉及相关系数分析,多指药物随剂量的增减而单向性递变(正相关或负相关),一般不包括药效的双向作用(中药常有双相性量效关系,即某一剂量药效最好,过大或过小药效反而较差,对此只有多做几个剂量组才能进行分析)

为了证明药物的量效依赖性,基础药理研究常进行量效曲线分析。正确的量效关系分析有量效曲线分析、两步显著性检验和散点相关的显著性检验等几种方法。

其中,两步显著性检验计算方法如下。

第一步:要证明大剂量组药效比小剂量组强,且有显著意义($P<0.05$)。

第二步:要证明小剂量组药效比阴性对照组强,且有显著意义($P<0.05$)。

只有同时符合以上两个条件者,才能认为药效有剂量依赖性。

思考题

How does the effect of catecholamines (CA) on cardiovascular system change with substituents in the side chain amino group?

实验二　不同给药途径对药物作用的影响

【实验目的】　观察不同给药途径对药物的作用的影响。

【实验原理】　不同给药途径可影响药物的作用。依据药效出现时间从快到慢,其顺序一般为:静脉注射、肌内注射、皮下注射及口服。就作用性质而言,同一药物随着给药途径改变将会产生不同的药效。如硫酸镁口服具有导泻和利胆的作用,注射具有抗惊厥和降压的作用,外用则具有消炎和镇痛的作用。

【实验动物】　小鼠5只(禁食),体重18～22g。

【实验器材和药品】

1. **器材**　电子秤、注射器及针头3支、小鼠灌胃器2支、鼠笼。

2. **药品**　2%尼可刹米溶液、10%硫酸镁溶液。

【实验方法】

(1) 取小鼠3只,称重并编号,放入鼠笼内,观察正常活动。2%尼可刹米溶液0.2mL/10g体重分别给药:1号鼠灌胃;2号鼠皮下注射;3号鼠腹腔注射。观察并记录各鼠出现竖尾的时间,出现惊厥(潜伏期)的时间以及惊厥的反应程度(+、++、+++),最后结果是存活或死亡。将结果填入表 4－4,比较分析不同给药途径对药物作用的影响。

(2) 取小鼠 2 只,称重并编号,放入鼠笼内。观察小鼠正常活动、排便、肌张力及呼吸情况,然后以 10％硫酸镁溶液 0.2 mL/10 g 体重分别给药;1 号灌胃、2 号腹腔注射。观察并记录各鼠给药后情况,将结果填入表 4－5,比较分析不同给药途径对药物作用的影响。

【结果处理】

表 4－4　不同给药途径对尼可刹米作用的影响

鼠号	体重	用量	给药途径	竖尾时间	惊厥时间(程度)	存活或死亡时间
1						
2						

表 4－5　不同给药途径对硫酸镁溶液作用的影响

鼠号	体重	用量	给药途径	排便	肌张力	呼吸
1						
2						

【注意事项】

(1) 实验中应严格按照动物体重计算给药量。

(2) 为消除实验误差,保证各鼠抽取药液及给药分别由同一人完成。

思考题

(1) What are the differences in the response of mice to different routes of administration of sodium isopentobarbital and magnesium sulfate? Why?

(2) How to choose the route of administration in clinic?

实验三 肝脏功能状态对药物作用的影响

【实验目的】　掌握肝功能损害模型的制作方法,观察肝功能状态对药物作用的影响。

【实验原理】　肝脏是体内重要的代谢器官,绝大部分药物经肝脏代谢。四氯化碳是一种肝脏毒物,其进入体内后,在肝细胞内质网中经细胞色素P450依赖性混合功能氧化酶的代谢,生成活泼的三氯甲基自由基和氯自由基,与细胞内和细胞膜的大分子共价结合,使得酶活性丧失,细胞膜酯质过氧化等,导致肝细胞损伤。四氯化碳中毒动物常被作为中毒性肝炎的动物模型。本方法适用于观察肝脏功能状态对药物作用的影响及筛试肝功能保护药。

【实验动物】　小鼠4只,雌雄通用,体重18~22 g。

【实验器材和药品】

1. **器材**　鼠笼、电子天平、1 mL注射器。
2. **药品**　5%四氯化碳油溶液、0.25%戊巴比妥钠溶液

【实验方法】

(1) 取体重相近的4只小鼠,称重,编号。随机分为A组和B组,观察正常活动。

(2) 实验前48 h,先取A组小鼠2只,皮下注射5%四氯化碳油溶液0.1 mL/10 g,造成肝脏损害。

(3) 实验中,取注射过四氯化碳的小鼠和正常小鼠各2只,同样腹腔注射戊巴比妥钠50 mg/kg(即0.25%戊巴比妥钠溶液,0.2 mL/10 g),观察动物的反应。记录各鼠的翻正反射开始消失时间和恢复时间。

(4) 注射过四氯化碳的小鼠与正常小鼠的麻醉作用开始时间及麻醉持续时间有无显著差别? 本方法不仅可用于小鼠,也可用于大鼠、家兔及犬等,也可进行血清酶学指标的检测。

(5) 数据处理,将各组小鼠的实验结果记录在表4-6中。

【结果处理】

表 4 – 6 戊巴比妥钠对正常和肝功能损害小鼠睡眠反应的影响

鼠号	体重	药物		翻正反射		睡眠时间
		5%四氯化碳油溶液	0.3%戊巴比妥钠溶液	消失时间	重现时间	
1		+	+			
2		+	+			
3		—	+			
4		—	+			

【注意事项】

(1) 室温最好维持在 24～25℃。如在 20℃ 以下,应给麻醉小鼠取暖。否则,动物将因体温下降,代谢减慢,而不易苏醒。

(2) 实验结束后可将小鼠拉颈处死,剖取肝脏,比较 2 组动物肝脏外观的不同。四氯化碳中毒小鼠的肝脏肿大,有的充血,有的呈灰黄色,触之有油腻感,其小叶比正常肝脏更清楚。

思考题

(1) Why does liver injury mice prolong the pentobarbital induced sleep time?

(2) What should be paid attention to those patients with liver function injury when using medicine?

实验四 不同药物剂型对药物作用的影响

【实验目的】 比较不同剂型乌拉坦液对小鼠作用的差别,认识胶浆剂的延缓药物扩散作用。

【实验原理】 大多数药物需进入血液循环到达作用部位才能发挥作

用,药物自给药部位进入全身血液循环的过程称为吸收。吸收速度的快慢及吸收程度的多少直接影响药物的起效时间及强度。药物剂型是重要的影响因素。

【实验动物】 小鼠 2 只。

【实验器材和药品】

1. 器材 鼠笼、注射器。

2. 药品 8％乌拉坦水溶液、8％乌拉坦胶浆液(含 2.5％羧甲基纤维素)。

【实验方法】

(1) 取性别相同,体重接近的小鼠 2 只,以 1、2 编号,称记体重,观察小鼠的一般情况,再分别给药。1 号鼠皮下注射 8％乌拉坦水溶液 0.15 mL/10 g;2 号鼠皮下注射 8％乌拉坦胶浆液 0.15 mL/10 g。

(2) 密切注意小鼠对所注射药物的反应。记录小鼠出现步态蹒跚,俯伏不动或卧倒、翻正反射消失等反应的时间。比较小鼠注射不同乌拉坦制剂后造成中枢抑制的深度及作用的出现快慢与持续时间长短。

【结果处理】 将实验结果记录在表 4-7 中。

表 4-7 不同药物剂型对药物作用的影响

鼠号	性别	体重	接受药物的种类	剂型	剂量	给药途径	首次出现反应的时间	翻正反射消失的时间	中枢抑制的持续时间
1									
2									

【注意事项】 乌拉坦胶浆液久置容易分层,使用前一定要注意摇匀。

？思考题

What is the effect of the combination of mucilage and drug on the internal and external use of drugs?

实验五 | 药物理化性质对药物作用的影响

【实验目的】 观察不同溶解度的钡盐的作用性质及作用强度的差异。

【实验原理】 药物的理化性质(脂溶性、解离度等)会影响药物在体内的吸收、分布及排泄的过程,也会影响药物作用的快慢及强弱。本实验观察溶解度不同的钡盐对药物作用的影响。

钡离子是一种极强的肌肉毒剂,过多的钡离子被吸收入血后,可对各种类型的肌肉组织产生过度的刺激和兴奋作用,最后转为抑制而导致肌麻痹,出现四肢瘫软、心肌受累、呼吸麻痹而致死,钡盐分为可溶性钡盐(氯化钡)和不溶性钡盐(硫酸钡)。口服可溶性钡盐,可迅速被吸收,引起实验动物中毒死亡;而口服不溶性钡盐,钡离子不吸收,对实验动物正常活动无影响。因此,钡盐的毒性与其溶解度有关。

本实验选用溶解度不同的钡盐观察药物理化性质对药物作用的影响,能快速明显地区分两者的药物作用差异,操作简便,成功率高,易于重复。

【实验动物】 小鼠 4 只,体重 18～22 g,雌雄均可。

【实验器材和药品】

1. **器材** 小鼠鼠笼、1 mL 注射器、小鼠灌胃器、电子秤。

2. **药品** 5%硫酸钡混悬溶液、5%氯化钡溶液、苦味酸溶液。

【实验方法】

(1)取体重相近的小鼠 4 只,随机分为 2 组(甲组和乙组),称重、记录体重,编号,观察其正常活动。

(2)甲组每只小鼠分别腹腔注射5%氯化钡溶液 0.2 mL/10 g;乙组每只小鼠分别腹腔注射5%硫酸钡混悬溶液,0.2 mL/10 g。给药后小鼠分别放回鼠笼中,观察小鼠给药后出现的反应。

【结果处理】 将各组小鼠的实验结果记录在表 4－8 中。

表 4 - 8　5%硫酸钡溶液与 5%氯化钡溶液对小鼠的作用

鼠号	体重	药物	用药后反应
1			
2			
3			
4			

【注意事项】

（1）给药后小鼠反应迅速，应密切注意和记录小鼠的表现。

（2）硫酸钡溶液是混悬液，用注射器吸取药液前，应先混匀，避免只吸取上清液。

（3）给药剂量不准确。

（4）本实验中注射器及针头要注意标记，避免混淆，影响实验结果。

（5）腹腔注射药液时，注意避免药液漏出。

思考题

What is the reaction of mice after intraperitoneal injection of 5% $BaSO_4$ and 5% $BaCl_4$? Why?

实验六　药物的相互作用（合并用药）

【实验目的】　通过实验，认识药物相互作用中的协同作用和拮抗作用。

【实验原理】　同时或在一定时间内先后服用两种或两种以上药物后所产生的复合效应，可使药效加强或不良反应减轻，也可使药效减弱或出现不应有的不良反应。

【实验动物】　小鼠 5 只。

【实验器材和药品】

1. **器材**　鼠笼、注射器。

2. 药品　0.05％地西泮溶液、0.2％戊巴比妥钠溶液、0.04％二甲弗林（回苏灵）溶液。

【实验方法】

（1）取性别、体重相近的小鼠5只，编号，称重，然后作下述处理：1号鼠腹腔注射地西泮0.2 mg/10 g（0.1％地西泮溶液，0.2 mL/10 g）；2号鼠皮下注射戊巴比妥钠0.4 mg/10 g（0.2％戊巴比妥钠溶液，0.2 mL/10 g）；3号鼠先腹腔注射地西泮0.1 mg/10 g（0.05％地西泮溶液，0.2 mL/10 g），10 min后再皮下注射戊巴比妥钠0.4 mg/10 g（0.2％戊巴比妥钠溶液，0.2 mL/10 g）；4号鼠皮下注射二甲弗林0.08 mg/10 g（0.04％二甲弗林溶液，0.2 mL/10 g）；5号鼠先腹腔注射地西泮0.1 mg/10 g（0.05％地西泮溶液，0.2 mL/10 g），10 min后再皮下注射二甲弗林0.08 mg/10 g（0.04％二甲弗林溶液，0.2 mL/10 g）。

2．将5鼠分置铁丝鼠笼中，比较所出现的药物反应及最终结果。给小鼠预先注射地西泮（安定）对于戊巴比妥钠和二甲弗林的药理作用各有何种影响。

【结果处理】　将实验结果记录在表4-9中。

表4-9　药物相互作用的影响

小鼠编号	性别	体重/g	第1次给药		第2次给药		两药相互作用类型
			药名及剂量	给药后反应	药名及剂量	给药后反应	
1							
2							
3							
4							
5							

【注意事项】　仔细观察各小鼠的反应，并及时记录，做好小鼠标记，以免混淆。

思考题

In the combination of drugs, how can each drug interact with each other and what effect results?

实验七│药物半数致死量的测定

【实验目的】　通过本实验学习测定药物半数致死量（LD_{50}）的方法、步骤和计算过程，了解急性毒性实验的常规。

【实验原理】　LD_{50} 是导致一半动物死亡的药物剂量，是最常用的毒性数据，是药物研究及药物应用中的一个重要参考指标。动物接受大剂量的药物或其他物质后导致死亡，死亡率的分布绝大多数都符合量效反应的 S 型曲线变化规律。由于动物对药物的反应，包括毒性反应存在个体差异，LD_{50} 的测定不能简单地通过几只动物的实验确定，必须观察不同的药物剂量组动物死亡情况，并经合理的计算得到。

【实验动物】　小鼠 30～50 只，体重 18～22 g，雌雄均可，应注明性别。

【实验器材和药品】

1. **器材**　一次性注射器、鼠笼、棉签。
2. **药品**　0.005% 新斯的明溶液、苦味酸溶液。

【实验方法】

1. **预实验**　探索剂量范围。取小鼠 10 只，以 2 只为 1 组分成 5 组，选择组距较大的一系列剂量，分别腹腔注射新斯的明溶液，注射容量均为 0.1 mL/10 g 体重。观察出现的症状并记录死亡数，找出引起 0 及 100% 死亡率的剂量范围。

2. **进行正式实验**　在预实验所获得的 0 和 100% 致死量范围内，选用几个剂量，一般用 3～5 个剂量，按等比级数增减。尽可能使半数组的死亡率都在 50% 以上，另半数组的死亡率都在 50% 以下。各组动物的只数应相等，每组 10 只，动物的体重和性别采用区组随机法均匀分配。完成动物分组和剂量计算后按组腹腔注射给药。最好先从中剂量组开始，以便能从最初几组动物接受药物后的反应来判断两端的剂量是否合适,可随时进行调整。

3. LD_{50} 测定中应观察记录的项目

(1) 实验各要素:实验题目,实验日期,室温,检品的批号、规格、来源、理化性状、配制方法及所用浓度;动物品系、来源、性别、体重、给药方式及剂量(药物的绝对量与溶液的容量)和给药时间等。

(2) 给药后的反应:动物的一般情况,如活动、毛色、饮食、粪便及体重等的变化。中毒潜伏期(从给药到出现毒性反应的时间)、中毒现象及出现的先后顺序、开始出现死亡的时间、死亡集中时间及末只动物死亡时间。记录各组死亡动物数。

(3) 尸解及病理切片:从给药时开始记时,凡 2 h 以后死亡的动物,均及时尸解以观察内脏的病变,记录病变情况。若有肉眼可见变化时需进行病理学检查。整个实验一般要观察 7～14 天,观察结束时,对全部存活动物称体重、尸解,同样观察内脏病变并与中毒死亡鼠尸解情况相比较,观察有无病理改变及机体恢复情况。

(4) LD_{50} 的计算:LD_{50} 的计算多采用 Bliss 法,该方法通过将死亡率转换为概率单位后,与对数剂量进行回归叠代,得到最优的回归直线,然后计算出 LD_{50} 及其 95％置信区间。其计算准确可靠,但比较繁杂(表 4 - 10)。如仅做一般性观察和比较,可采用简化概率单位法,比较简便,但准确性略差。详细方法见有关书籍。

【结果处理】　将实验结果记录在表 4 - 10 中。

表 4 - 10　新斯的明 LD_{50} 计算

受试物剂量/(mg/kg)	对数剂量	动物数/只	死亡动物数/只	死亡率/%	概率单位	LD_{50}	LD_{50} 的95%置信区间

【注意事项】

(1) LD_{50} 受许多因素的影响,如室温、光照、饮食及环境噪声等,应注意控制这些因素。

（2）在中毒或接近死亡剂量下，动物对药物剂量的变化非常敏感，少量的剂量改变就可能改变动物的死亡情况。因此，给药量的准确非常重要。

（3）不同的药物致死机制不同。因此，动物在给药后可能短时内即可死亡，也可能在给药几天后死亡。

（4）LD_{50} 不是生物常数，而是一个统计量。因此，只能反应受试药物毒性反应程度与剂量的关系。其反应的信息有限，对中毒持续时间、毒性涉及脏器、损伤的可逆性及死亡原因等没有涉及，也不能反映慢性染毒产生的病理改变。因此，仅使用 LD_{50} 来比较药物的毒性有局限性。

❓ 思考题

（1）Why should we record all kinds of poisoning phenomena and time course when measuring LD_{50}, but not only the number of deaths?

（2）What is the significance of calculating the confidence limit of LD_{50}?

实验八 戊巴比妥钠催眠效应半数有效量的测定

【实验目的】　学习测定戊巴比妥钠催眠效应半数有效量（ED_{50}）的方法。

【实验原理】　ED_{50} 是指使群体中半数个体出现某一效应的药物剂量，是评价药物作用强度的重要参数。戊巴比妥钠为巴比妥类镇静催眠药，用适当剂量给小鼠腹腔注射后产生催眠效应，以翻正发射的消失作为指标判断药物是否产生了催眠效应。因此，该指标仅有阳性（翻正反射消失）和阴性（翻正反射不消失）两种现象，属于质反应。

质反应量效曲线的横坐标为对数剂量，以出现阳性反应的累加频数为纵坐标，可以描记到标准的 S 形曲线。该曲线的中央部分（50％反应处）接近一条直线，斜度最大，其相应的剂量也就是 ED_{50}。

测定 ED_{50} 常用改良寇氏法，需满足以下条件：各组实验动物数相等，各组剂量呈等比数列，各组动物的反应率大致符合常态分布。详细计算公式见有关书籍。

【实验动物】　小鼠,雌雄不限,18～22 g。

【实验器材和药品】

1. **器材**　小鼠笼、天平、0.5 mL 或 0.25 mL 注射器。

2. **药品**　戊巴比妥钠溶液(2.00 mg/mL、2.40 mg/mL、2.89 mg/mL、3.47 mg/mL、4.16 mg/mL、5.00 mg/mL)。

【实验方法】

1. **确定给药剂量**　先以少量动物做预实验,以获得小鼠对戊巴比妥钠催眠反应率为 100% 的最小剂量(ED_{100})和反应率为 0 的最大剂量(ED_0)。然后在此剂量范围内,按等比数列分成 4～8 个剂量组,各组剂量的公比(r)为:

$$r = \sqrt[n-1]{ED_{100}/ED_0}$$

求得 r 后,自第一剂量组(ED_0)开始乘以 r,可得相邻的下一个组的剂量。若共分为 6 个组,各组剂量分别为 ED_0、$r \cdot ED_0$、$r^2 \cdot ED_0$、$r^3 \cdot ED_0$、$r^4 \cdot ED_0$、$r^5 \cdot ED_0$。

2. **给药**　取小鼠 60 只,查随机数字表,随机分为 6 个组,每组 10 只。按表 4-11 所列的各组给药浓度分别腹腔注射 10 mL/kg。

3. **记录结果**　以翻正反射消失为入睡指标,观察药物的催眠效应,记录各组腹腔注射后 15 min 内睡眠鼠数,填入表 4-11。

依表格所列,分别计算各组 P 和 P^2。再计算 ED_{50} 及 95% 置信区间。

【结果处理】　将实验结果记录在表 4-11 中。

表 4-11　戊巴比妥钠催眠效应 ED_{50} 计算

组别	小鼠数	药物浓度/(mg/mL)	给药剂量/(mg/kg)	对数剂量	催眠鼠数	P	P^2
1	10	2.00	20.0	1.3010			
2	10	2.40	24.0	1.3806			
3	10	2.89	28.9	1.4602			
4	10	3.47	34.7	1.5398			
5	10	4.16	41.6	1.6194			
6	10	5.00	50.0	1.6990			

【注意事项】

（1）若用 50 只小鼠，随机分为 5 个剂量组进行试验，各组动物可参照 20 mg/kg、25 mg/kg、31 mg/kg、39 mg/kg 及 49 mg/kg 给药，以 20 mL/kg 腹腔注射。

（2）本实验为定量实验，注射药液必须准确。给药后要仔细观察药物反应，但不可过多地翻动小鼠，以免影响实验结果。

思考题

（1）What is the meaning of ED_{50}? What is the definition and significance of therapeutic index?

（2）What is the principle of ED_{50} determination using modified Kirschner method? What conditions need to be met?

（曹水娟）

第 五 章　传出神经系统药物实验

　　传出神经系统药物主要是通过直接作用于受体和/或影响递质而间接发挥作用。药物直接作用于胆碱受体或肾上腺素受体,产生与乙酰胆碱(acetylchine,ACh)或去甲肾上腺素(noradrenalin,NA)相似的作用,称为拟胆碱药或拟肾上腺素药。如果不产生或较少产生拟似递质作用,或妨碍递质与受体的结合,产生相反的作用,则称为拮抗药。某些传出神经系统的药物可能通过影响递质的合成、释放、生物转化与储存从而影响到突触间隙递质的含量,间接影响受体的效应。

　　作用于胆碱系统的药物对平滑肌、腺体影响较为显著,研究中常观察其对胃肠道平滑肌、唾液、瞳孔及血压的影响。作用于肾上腺素系统的药物对于心脏和血管影响较为明显。研究该类药物常用的实验方法主要有心血管系统中的血压实验、离体和在体心脏实验、离体主动脉条实验等。还可采用一些体外实验分析药物的作用部位。例如,豚鼠气管环、豚鼠回肠及大鼠胃底条等。

　　此外,可通过测定传出单胺神经递质和乙酰胆碱的含量,或采用放射性配基受体结合实验对胆碱受体和肾上腺素受体进行定位、定性的研究,可用来探讨传出神经系统药物的作用机制。

实验九 ｜ 毛果芸香碱和阿托品对小鼠腺体的作用

　　【实验目的】　掌握研究小鼠腺体分泌的方法;掌握观察毛果芸香碱与

阿托品对小鼠唾液腺、泪腺和鼻黏膜分泌作用的影响;掌握毛果芸香碱与阿托品的药理作用及相互作用机制。

【实验原理】 毛果芸香碱选择性直接作用于 M 胆碱受体,使腺体分泌增加。阿托品为 M 胆碱受体阻断药。本实验观察阿托品阻断 M 受体后,M 受体激动剂毛果芸香碱对腺体作用的变化。

【实验动物】 小鼠,雌雄均可,体重 18～24 g。

【实验器材和药品】

1. **器材** 电子天平、注射器(1 mL)及鼠盒。

2. **药品** 0.2% 硝酸毛果芸香碱溶液、0.05% 硫酸阿托品溶液及 0.9% 生理盐水。

【实验方法】

(1) 取小鼠 2 只,称重,标记,观察唾液腺、泪腺、鼻黏膜的正常分泌情况。

(2) 1 号鼠腹腔注射 0.05% 硫酸阿托品溶液,2 号鼠腹腔注射生理盐水,给药量均为 0.1 mL/10 g 体重。

(3) 分别给予上述 2 个药物 5 min 后,两鼠均按 0.1 mL/10 g 体重,腹腔注射 0.2% 硝酸毛果芸香碱溶液。观察两鼠用药后 30 min 内泪腺、唾液腺和鼻黏膜分泌情况。

【结果处理】 将实验结果记录在表 5-1 中。

表 5-1   毛果芸香碱、阿托品对小鼠腺体的作用

鼠号	体重	用药前	预处理药物	用毛果芸香碱后		
				唾液腺	泪腺	鼻黏膜
1			阿托品			
2			生理盐水			

【注意事项】

(1) 开始给药至观察动物的时间必须准确,以免影响实验结果的观察。

(2) 实验动物体重在 18～24 g 范围内,个体差异比较少。

(3) 汇总全实验室实验结果,做多样本观察,形成实验结论。

（4）实验结果可以客观描述，也可以用单层干的吸水纸搽拭后观察腺体分泌物的浸润面积。

？ 思考题

（1）What are the clinical applications of pilocarpine and atropine in influencing gland secretion?

（2）What is the interaction between the experiment results show that drug?

｜ 实验十 ｜ 药物对家兔瞳孔的影响

【实验目的】　观察毛果芸香碱、毒扁豆碱的缩瞳作用和阿托品、去氧肾上腺素的扩瞳作用，分析其作用机制并联系临床应用；学会家兔的滴眼和瞳孔测量方法。

【实验原理】　瞳孔的大小受瞳孔括约肌和瞳孔开大肌的影响，瞳孔括约肌上主要分布有 M 受体，瞳孔开大肌上主要分布有 α_1 受体。毛果芸香碱滴眼后可激动瞳孔括约肌上 M 受体使瞳孔缩小，阿托品滴眼后可阻断瞳孔括约肌上 M 受体使瞳孔扩大；去氧肾上腺素滴眼后可激动瞳孔开大肌上 α_1 受体使瞳孔扩大；毒扁豆碱滴眼后抑制胆碱酯酶导致乙酰胆碱堆积而产生 M 样作用使瞳孔缩小。

【实验动物】　家兔，雌雄均可，体重 2～3 kg。

【实验器材和药品】

1. **器材**　兔固定器、剪刀、量瞳尺及滴管等。

2. **药品**　1％硝酸毛果芸香碱溶液、1％硫酸阿托品溶液、0.5％水杨酸毒扁豆碱溶液及 1％盐酸去氧肾上腺素溶液。

【实验方法】

（1）取家兔 2 只，标记、编号，放入兔固定器内，用剪刀剪去眼睑的睫毛，在自然光下用量瞳尺分别测定两眼瞳孔的大小。

（2）将兔下眼睑拉成杯状，并用手指压迫鼻泪管，分别滴入 3 滴如下溶液:1号兔,左眼1%硝酸毛果芸香碱溶液,右眼1%硫酸阿托品溶液;2号兔,左眼0.5%水杨酸毒扁豆碱溶液,右眼1%盐酸去氧肾上腺素溶液。1 min后放下眼睑,15 min后在自然光下再用量瞳尺分别测量两眼瞳孔的大小。

(3) 待1号和2号兔左眼瞳孔明显缩小后,再分别滴入3滴如下溶液:1号兔左眼,1%硫酸阿托品溶液;2号兔左眼,1%盐酸去氧肾上腺素溶液。10 min后再次测量瞳孔的大小。

【结果处理】 将实验结果记录在表5-2中。

表5-2 药物对家兔瞳孔作用实验结果

兔号	眼睛	用药前瞳孔 直径/mm	药物及用量	用药后瞳孔 直径/mm
1	左		1%硝酸毛果芸香碱溶液	
			1%硫酸阿托品溶液	
	右		1%硫酸阿托品溶液	
			0.5%水杨酸毒扁豆碱溶液	
2	左		1%盐酸去氧肾上腺素溶液	
	右		1%盐酸去氧肾上腺素溶液	

【注意事项】

(1) 测量瞳孔时,光照强度及角度应前后一致。

(2) 滴药水时应按压鼻泪管,防止药水进入鼻腔,经鼻黏膜吸收。

(3) 测量家兔瞳孔时不要刺激角膜,测量前后光线强度、角度及方向应保持一致。

(4) 滴眼时,将下眼睑拉开,使成杯状,并用手指按住鼻泪管,滴入药液后,使其在眼睑内保留1 min,然后可将手放开,任其溢出。

(5) 实验动物应在1周内没有使用过眼药。

？思考题

(1) Can pilocarpine and atropine be used in the treatment of glaucoma? Why?

(2) Pilocarpine, eserine, atropine, deoxidation adrenaline what are the

similarities and differences between the function of the pupil? What is the mechanism? What are the clinical implications?

（3）What are the precautions for applying atropine?

实验十一 | 传出神经系统药物对家兔动脉血压的影响

【实验目的】 学习乙酰胆碱、肾上腺素等传出神经系统药物对麻醉动物急性血压的影响实验方法；观察传出神经系统药物对动物（兔、猫或大鼠）动脉血压的影响以及药物之间的相互作用。掌握传出神经系统药物作用的机制。

【实验原理】 乙酰胆碱可激动 M 胆碱受体，使心肌收缩力减弱、心率减慢；使部分血管舒张，血压下降。肾上腺素可激动心脏 β_1 受体，使心肌收缩力加强、传导加速、心率加快。肾上腺素还可激动血管上的 α 和 β_2 受体，较大剂量下，α 受体兴奋占优势，使血管收缩，血压上升。去甲肾上腺素可激动血管 α_1 受体使血管平滑肌收缩，血压上升。由于血压急剧上升，反射性使心肌收缩力减弱、心率减慢。异丙肾上腺素可激动心肌上 β_1 受体，加快传导及心率；并可激动血管上 β_2 受体，使血管舒张，血压下降。普萘洛尔是 β 受体阻断剂，使心肌收缩力减弱、心率减慢，血压下降。

【实验动物】 家兔，体重 2.0～3.0 kg。

【实验器材和药品】

1. 器材 BL－420N 生物机能实验系统、手术器械、兔手术台、婴儿秤、手套、手术剪、动脉插管、动脉夹、三通活塞、压力换能器、注射器（1 mL、5 mL、20 mL）、纱布、丝线及玻璃分针等。

2. 药品 0.01 mg/mL、1 mg/mL 氯化乙酰胆碱溶液，0.5 mg/mL 甲基硫酸新斯的明碱溶液，10 mg/mL 硫酸阿托品溶液，0.1 mg/mL 盐酸肾上腺素溶液，0.1 mg/mL 重酒石酸去甲肾上腺素溶液，0.05 mg/mL 硫酸异丙肾上腺素溶液，10 mg/mL 甲磺酸酚妥拉明溶液，10 mg/mL 盐酸普萘洛尔溶液，30 mg/mL 戊巴比妥钠溶液或 200 mg/mL 乌拉坦溶液，500 U/mL 肝素溶液，生理盐水。

【实验方法】

（1）调试 BL－420N 生物信号采集与处理系统：进入"Windows"操作界面，用鼠标双击桌面上的"BL－420N 生物机能实验系统"快捷图标，进入系统的主界面。选择功能区"实验模块"栏目，菜单项内直接选择"药理实验"模块，点击传出神经系统对血压的测定，系统将自动设置该实验的基本参数。

（2）动脉插管及压力换能器中充满肝素化生理盐水，排气泡。充肝素化生理盐水时将三通打开，调好后关闭，备用。

（3）动物的麻醉与固定：每组取家兔 1 只，称重，耳缘静脉注射乌拉坦溶液 1 g/kg，仰位固定在手术台上。

（4）手术：剪去颈部毛，自喉结向胸骨正中线切开皮肤（切口 5～6 cm），于一侧胸锁乳突肌与胸骨舌骨肌交界处向深部作钝性分离。暴露颈总动脉，将其与迷走神经及交感神经游离开（2～3 cm）。于颈总动脉下穿 2 根线，于远心端将动脉结扎，近心端打一虚结，以备结扎动脉插管。近心端用动脉夹夹住，用眼科剪在靠近结扎处剪一"V"形小口，向心脏方向插入连接有压力换能器的动脉插管，结扎固定。打开动脉夹，血压信号通过压力换能器传到计算机。

（5）给药：在主菜单下选择"记录状态"下，先描记一段正常曲线，然后耳缘静脉依次注入下列药物，每次注药后用 2 mL 生理盐水冲洗，以免药物停留在局部。给药后观察并记录血压、呼吸、心电变化，当反应最明显时，用暂停键，将计算机转入"示波状态"。观察至血压、呼吸、心电恢复原来水平或平稳后，再进入"记录状态"，并给予下一药物，重复"记录"及"示波"过程。

1）A 组：观察拟肾上腺素药对血压的作用及 α－R 阻断药对该作用的影响。

A. 0.1 mg/mL 盐酸肾上腺素溶液 10 μg/kg（0.1 mL/kg）。

B. 0.1 mg/mL 重酒石酸去甲肾上腺素溶液 10 μg/kg（0.1 mL/kg）。

C. 0.05 mg/mL 硫酸异丙肾上腺素溶液 5 μg/kg（0.1 mL/kg）。

D. 10 mg/mL 甲磺酸酚妥拉明溶液 2 mg/kg（0.2 mL/kg）缓慢注入。

E. 5 min 后，依次重复 A、B、C。

2）B 组：观察拟肾上腺素药对血压的作用及 β－R 阻断药对该作用的影响。

A. 0.1 mg/mL 盐酸肾上腺素溶液 10 μg/kg(0.1 mL/kg)。

B. 0.1 mg/mL 重酒石酸去甲肾上腺素溶液 10 μg/kg(0.1 mL/kg)。

C. 0.05 mg/mL 硫酸异丙肾上腺素溶液 5 μg/kg(0.1 mL/kg)。

D. 10 mg/mL 盐酸普萘洛尔溶液 1 mg/kg(0.1 mL/kg)缓慢注入。

E. 5 min 后,依次重复 A、B、C。

3) C组:观察拟胆碱药对血压的作用及抗胆碱药对该作用的影响。

A. 0.1 mg/mL 氯化乙酰胆碱溶液 1 μg/kg(0.1 mL/kg)。

B. 0.5 mg/mL 甲基硫酸新斯的明碱溶液 50 μg/kg(0.1 mL/kg)。

C. 重复 A。

D. 10 mg/mL 硫酸阿托品溶液 2 mg/kg(0.2 mL/kg)。

E. 重复 A。

F. 1 mg/kg 氯化乙酰胆碱溶液 500 g/kg(0.5 mL/kg)。

【结果处理】

(1) 在主菜单下选择"数据编辑"命令,然后通过剪切,选择剪切区域等将记录结果编辑在一个或两个屏幕中。

(2) 在主菜单下打印项进行打印模式设置,记入测量学生及实验信息后,预览、打印。

(3) 以描图、文字记述分析麻醉兔血压、呼吸、心电情况,加入药物后的反应,并对结果进行适当的讨论。

【注意事项】

(1) 麻醉兔的过程中,注意防护,防止抓挠伤、咬伤。

(2) 分离颈总动脉时,如发现有血管分支,应用线结扎。

(3) 耳缘静脉给药后,加注 2 mL 生理盐水。

(4) 实验过程中注意防止凝血。

(5) 给药剂量可随动物实际反应情况酌情增减。

(6) 3 组药物分别在 3 组动物上进行实验,效果更好。

(7) 选用猫作实验的剂量与家兔基本相同。大鼠的剂量:肾上腺素 30 μg/kg;去甲肾上腺素 30 μg/kg;异丙肾上腺素 7.5 μg/kg;酚妥拉明 3 mg/kg;普萘洛尔 1.5 mg/kg;乙酰胆碱 5 μg/kg;新斯的明 250 μg/kg;阿托品 1 mg/kg。

？思考题

（1）Combined with the experimental results，analyze the "biphasic effect" of adrenaline on blood pressure.

（2）Is there a "reversal of adrenaline action" in this experiment，and why?

（3）According to the results of the experiment，what is the effect of the drugs on the blood pressure of the animal and its mechanism?

（4）Analyze the interaction and principle between the three groups of drugs in this experiment.

（5）Is tracheal intubation necessary for this experiment and why?

实验十二 | 有机磷农药中毒及其解救

【实验目的】 观察家兔有机磷酸酯类的中毒症状；掌握阿托品和碘解磷定对有机磷中毒的解救作用。

【实验原理】 有机磷酸酯类通过抑制胆碱酯酶活性，使乙酰胆碱在体内堆积，产生中毒症状。抗胆碱药阿托品能解除有机磷酸酯类中毒的 M 样症状，而碘解磷定可复活胆碱酯酶，恢复其水解乙酰胆碱的能力，以对骨骼肌震颤的效果产生最快。阿托品为 M 受体阻断剂，通过 M 受体，缓解 M 样中毒症状，对 N 样中毒症状肌肉震颤没有作用，在临床上一般采用阿托品和碘解磷定的联合用药，可提高解毒效果。

【实验动物】 家兔，雌雄均可，2.5～3.0 kg。

【实验器材和药品】

1. 器材 兔固定箱、注射器（1 mL、5 mL、10 mL）、游标卡尺及婴儿秤等。

2. 药品 0.1%硫酸阿托品溶液、1%敌敌畏溶液、2.5%碘解磷定溶液。

【实验方法】

（1）取家兔 3 只，编号，称重。

（2）观察并记录家兔活动情况（呼吸情况、唾液分泌、大小便情况、肌张力及有无震颤等)。

(3) 1 号家兔耳缘静脉注射 1% 敌敌畏溶液 1.5 mL/kg,观察并记录上述各项指标,待中毒症状(流涎、呼吸困难、大小便失禁、毛色润湿及震颤)明显时,然后立即静脉注射阿托品溶液 1 mg/kg,观察症状的改变。

(4) 2 号家兔耳缘静脉注射 1% 敌敌畏溶液 1.5 mL/kg,观察并记录上述各项指标,待中毒症状(流涎、呼吸困难、大小便失禁、毛色润湿及震颤)明显时,然后立即静脉注射碘解磷定溶液 4 mL/kg,观察症状的改变。

(5) 3 号家兔耳缘静脉注射 1% 敌敌畏溶液 1.5 mL/kg,观察并记录上述各项指标,待中毒症状(流涎、呼吸困难、大小便失禁、毛色润湿及震颤)明显时,立即静脉注射碘解磷定溶液 4 mL/kg 及阿托品溶液 1 mg/kg,观察症状的改变。

(6) 比较 3 兔的症状改善及药物的解救效果有何不同。

【结果处理】　将实验结果记录在表 5-3 中。

表 5-3　有机磷酸酯类中毒及解救实验家兔情况记录表

鼠号	体重	给药	剂量 /mg/kg	瞳孔大小 /mm	呼吸情况	大小便情况	肌震颤
1		给药前					
		给敌敌畏后					
		给阿托品后					
2		给药前					
		给敌敌畏后					
		给碘解磷定后					
3		给药前					
		给敌敌畏后					
		给碘解磷定及阿托品后					

【注意事项】

(1) 本实验敌敌畏可以用敌百虫(5%,2 mL/kg)替代,两者都可以从皮肤吸收,不慎接触后应立即用自来水冲洗。如果用敌百虫,接触皮肤后勿用肥皂,因其在碱性环境中可转变为毒性更大的敌敌畏。

（2）静脉注射敌敌畏时,刺激性比较大,注意固定好家兔。

（3）测量瞳孔时,注意前后光线应一致。

思考题

（1）What are the symptoms of dichlorvos poisoning in rabbits，and what may be different from those in humans?

（2）What are the symptoms of organophosphate ester poisoning? How many kinds of therapeutic drugs do they include? What is the mechanism of action?

（3）What is the difference between the effects of atropine and pralidoxime in the experiment?

实验十三 传出神经系统药物对小鼠肠蠕动的影响

【实验目的】　掌握小鼠肠蠕动的检测方法;熟悉胆碱酯酶抑制剂新斯的明、M 受体阻断剂阿托品对小鼠肠蠕动的影响;了解具有促进或抑制小肠蠕动药物及作用机制研究方法。

【实验原理】　小肠平滑肌上存在 M 受体。当 M 受体兴奋时,小肠平滑肌兴奋,肠蠕动加快,当 M 受体被阻断时,肠蠕动减慢。本实验观察胆碱酯酶抑制剂新斯的明、M 受体阻断剂阿托品对小鼠胃肠平滑肌的作用。

【实验动物】　小鼠,雌雄均可,体重 18～24 g。

【实验器材和药品】

1. 器材　天平、注射器(1 mL)、灌胃针头、手术剪、手术镊、搪瓷盘或蛙板等。

2. 药品　生理盐水、0.25％硫酸阿托品溶液、碳素墨水、0.002％甲基硫酸新斯的明溶液。

【实验方法】

（1）小鼠实验前禁食不禁水 12 h,取 6 只称重,随机分为 3 组。第一组腹腔注射 0.25％硫酸阿托品溶液 0.1 mL/只,第二组腹腔注射 0.002％甲基硫酸新斯的明溶液 0.1 mL/只,第三组腹腔注射生理盐水 0.1 mL/只。

(2) 给药 10 min 后,每只灌胃用碳素墨水 0.2 mL。15 min 后处死小鼠,打开腹腔并分离肠系膜,剪取上端至幽门、下端至回盲部的肠管,置于托盘上。轻轻将小肠拉成直线,测量肠管长度作为“小肠总长度”。测量从幽门至墨汁前沿的距离作为墨汁在“肠内推进距离”,并计算墨汁推进百分率。

$$墨汁推进率 = \frac{墨汁在肠内推进距离}{小肠全长} \times 100\%$$

【结果处理】　将实验结果记录在表 5－4 中。

表 5－4　新斯的明、阿托品对小鼠肠蠕动的影响

组别	鼠号	小肠长度/cm	推进距离/cm	推进率/%
0.25％硫酸阿托品溶液	1			
	2			
	平均值			
0.002％甲基硫酸新斯的明溶液	1			
	2			
	平均值			
生理盐水	1			
	2			
	平均值			

【注意事项】

(1) 开始给药至处死动物的时间必须准确,以免时间不同造成实验误差。

(2) 实验动物体重越相近越好,平均体重最好用 23～25 g 小鼠,肠管比较粗大,易于操作。

(3) 肠推进距离观察的着色剂,可用 10％活性炭溶液或其他颜料(1％卡红溶液)0.2 mL/10 g 灌胃。

(4) 解剖及移动肠道等操作动作轻柔,尽可能做到水平,尽量不要竖直,以免造成误差。

？ 思考题

（1）Compare the running rates of the three groups of carbon inks and discuss the differences in the effects of neostigmine and atropine on bowel movements and why?

（2）In addition to acting on M receptors，what other receptors in the intestine can also be used by drugs to promote or inhibit bowel movement?

（3）Why do mice need to fast before experiment?

实验十四　N_2 受体阻断药对骨骼肌的松弛作用

【实验目的】　观察除极化肌肉松弛药(简称肌松药)和非除极化肌松药的肌松作用,并分析其作用机制;学习骨骼肌松弛药的家兔垂头实验法。

【实验原理】　骨骼肌松药分为除极化肌松药和非除极化肌松药两大类。除极化肌松药可与骨骼肌运动终板上 N_2 受体结合,产生与乙酰胆碱相似,但较持久的除极化作用,使之长期处于不应期状态,不再对乙酰胆碱起反应,从而导致骨骼肌松弛;抗胆碱酯酶药可增强和延长此类肌松药的作用,故过量中毒时不可使用抗胆碱酯酶药解救。非除极化肌松药对骨骼肌运动终板上 N_2 受体有较强亲和力,但缺乏内在活性,不引起终板膜去极化,不产生终板电位,可竞争性拮抗乙酰胆碱对 N_2 受体的作用,使骨骼肌松弛;抗胆碱酯酶药可拮抗此类肌松药作用,故过量时可用抗胆碱酯酶药解救。

【实验动物】　家兔,雌雄均可,2～3 kg。

【实验器材和药品】

1. 器材　兔秤、2 mL 注射器。

2. 药品　0.005%氯化筒箭毒碱溶液、0.01%新斯的明溶液及 0.01%氯化琥珀胆碱溶液。

【实验方法】　取家兔 4 只,体重 2 kg 左右,称重标号,观察一般情况后,按下列方案给药。

(1) 甲兔：由耳缘静脉注射 0.005％氯化筒箭毒碱 2.7～3 mL/kg（估计量，可将此量的一半先在开始的 30 s 内注入，之后再缓慢注入余量，注射速度控制在 1 mL/min 左右），一边注射一边注意观察家兔颈部肌肉紧张度。当动物头部垂下并用手指轻叩而不能抬起时，即为完全垂头，此时的药物剂量为垂头剂量。在垂头剂量基础上再加注 0.5～1 mL，观察动物四肢及呼吸的变化。最后迅速由耳缘静脉注入预先准备好的 0.01％新斯的明 0.5 mL/kg，观察动物恢复情况。

(2) 乙兔：按甲兔给药方法注入氯化筒箭毒碱，但不给新斯的明，观察动物肌张力变化及恢复情况，并同甲兔比较有何不同。

(3) 丙兔：由耳缘静脉注射 0.01％氯化琥珀胆碱 2～2.5 mL/kg（估计量，仍按上法先给半量，以后再缓慢注入余量），当出现垂头现象时，立即由耳缘静脉注入 0.01％新斯的明 0.5 mL/kg，观察动物肌张力能否恢复。

(4) 丁兔：按丙兔给药法注入氯化琥珀胆碱，但不给新斯的明，观察动物肌张力变化及恢复情况，与丙兔比较有何不同。

【结果处理】　将实验结果记录在表 5－5 中。

表 5－5　氯化筒箭毒碱和氯化琥珀胆碱的肌松作用

编号	体重/kg	给药	剂量/(mL/kg)	用药后变化
甲		氯化筒箭毒碱		
		氯化筒箭毒碱		
		新斯的明		
乙		氯化筒箭毒碱		
丙		氯化琥珀胆碱		
		新斯的明		
丁		氯化琥珀胆碱		

【注意事项】

(1) 注射肌松药时，均应缓慢恒速，这样才能准确测出垂头剂量，并便于观察肌松药作用的发展。

(2) 家兔出现瘫痪表现后注射新斯的明速度要快，否则不易解救。解救效果不好可加大新斯的明用量。

? 思考题

（1）What are the characteristics of tubocurarine and succinylcholine?

（2）What is the difference between the effects of neostigmine on the two drugs and why?

| 实验十五 | 药物对家兔肠离体平滑肌的作用

【实验目的】 观察乙酰胆碱和阿托品对家兔离体肠管的作用，并分析其作用机制；掌握离体肠管的实验方法。

【实验原理】 消化道平滑肌与骨骼肌、心肌一样，具有肌肉组织共有的特性，如兴奋性、传导性和收缩性等。但消化道平滑肌兴奋性较低，收缩缓慢，富有伸展性，具有紧张性、自动节律性，对化学、温度和机械牵张刺激较敏感等特点。给予离体肠管以接近于在体情况的适宜环境，消化道平滑肌仍可保持良好的生理特性。

肠道平滑肌以胆碱能神经占优势，小剂量或低浓度的乙酰胆碱即能激动 M 胆碱受体，产生与兴奋胆碱能神经节后纤维相似的作用，即兴奋肠道平滑肌：收缩增强及张力增高。阿托品与 M 胆碱受体结合，能阻断胆碱能递质或拟胆碱药物与受体的结合，从而产生抗胆碱作用。氯化钡的兴奋肠道平滑肌作用为 Ba^{2+} 的毒性表现，其作用机制与激动 M 胆碱受体无关。

【实验动物】 家兔，雌雄均可，2～3 kg。

【实验器材和药品】

1. **器材** RM6240BD 多道生物信号分析处理系统（匹配电脑、显示器、打印机）；麦氏浴槽、恒温电热器、压力换能器、空气泵、手术缝合器械等。

2. **药品** $1×10^{-5}$ mg/mL 乙酰胆碱溶液、0.5 mg/mL 硫酸阿托品溶液、0.1 g/mL 氯化钡溶液、台氏液。

【实验方法】

1. **取材**　取家兔1只,左手执其髂上部,右手握木锤向其枕骨部猛击致死。迅速剖腹,取十二指肠、空肠及回肠,置于盛有冷台氏液的器皿中,沿肠壁剪去肠系膜,并将肠管剪成数段,轻轻压出肠内容物,再换冷台氏液继续冲洗肠管数遍,最后将肠管剪成2~3 cm的小段备用。

2. **制备离体肠管标本**　取备用兔肠一段,两端分别作穿透肠壁(单侧或双侧)的缝合结扎并留线。

3. **联接安装离体肠管实验装置**　浴槽与恒温电热器联接,恒温电热器中的水温保持在(38±0.5)℃。离体肠管标本一端用线扎于L型通气管上,放入盛有30 mL台氏液的浴槽内,固定L型通气管。标本另一端用线与压力换能器相连,后者联通RM6240BD多道生物信号分析处理系统。用空气泵向浴槽内缓慢输入气泡(2个/s)。

4. **调试实验系统**　打开相应软件"RM6240并口",选择"实验/药理学专用实验/离体肠管实验(兔);工具/坐标滚动;等",并正确设置参数[时间常数为直流,灵敏度3 g,滤波频率10 Hz,采样频率200 Hz,扫描速度1 s/静脉点滴(div)],显示离体肠管活动曲线,并调节基础张力至2 g左右。

5. **加药**　用注射器依次向浴槽内加入下列药物,实时显示并记录曲线变化。

(1) 1×10^{-5} mg/mL乙酰胆碱溶液0.1~0.2 mL,当肠管收缩显著时,立即加入。

(2) 0.5 mg/mL硫酸阿托品溶液0.1 mL,当描记曲线下降到基线时再加入。

(3) 1×10^{-5} mg/mL乙酰胆碱溶液,剂量同(1),若作用不明显,接着追加1次。

(4) 0.1 g/mL氯化钡溶液0.1 mL,待作用稳定后立即加入。

(5) 0.5 mg/mL硫酸阿托品0.1 mL。

【结果处理】　打印肠管收缩曲线图,并在曲线中相应位置注明所加药物及剂量。

【注意事项】

1. 前期准备

（1）台氏液必须用新鲜蒸馏水配制。浴管中的台氏液量应始终保持一致，否则将影响药效。

（2）冲洗干净制作离体肠管标本所需的肠管；离体肠管标本在制作时与使用前应置于冷台氏液中。

（3）离体肠管标本不宜过长，两端结扎点相距不超过 2 cm。

（4）标本勿用手拿，应以镊子取，亦不能在空气中暴露过久，以免失去敏感性。

（5）控制好浴槽内温度：(38 ± 0.5)℃。

2. 实验过程

（1）浴槽内台氏液应该浸没肠管，标本不要触及浴管壁。实验中应结合标本大小控制液量，依据标本大小和液量调整加药量。

（2）全程操作中，不宜过度牵拉肠管。给药前调好肠肌张力，不要过紧或过松，以不影响肠肌收缩功能及对药物的反应性为原则。实验过程中不得再调整张力。

（3）加药时不要滴在管壁或标本上，应直接滴在液面上。

（4）用作给氧的气泡不能太大或太快，避免其对描记波形的干扰。

（5）重做实验时，先取出标本、放液，冲洗浴槽 3 遍后再加入台氏液（可先预热），当浴槽内温度适宜时，重置（新）标本，重新实验。

（6）检测每一种药物对离体肠平滑肌的影响时，都需换液后操作，分步进行。

3. 其他

（1）本实验体系还可检验其他多种类别药物对离体肠管的影响，如拟肾上腺素药、抗肾上腺素药、拟组胺药及抗组胺药等。

（2）每支注射器只能用来抽取一种浓度的药液。

（3）余下的肠管放入 4℃冰箱保存，1～2 天内仍可用作实验。

❓ 思考题

（1）Atropine can antagonize the effect of acetylcholine，does it have an effect on normal smooth muscle? why?

(2) What is the effect of barium chloride on the intestinal muscles, and is its mechanism related to cholinergic receptors?

实验十六 传出神经系统药物的竞争性拮抗作用及 pA2 值的测定

【实验目的】 掌握 $pA2$ 值的测定方法及其意义;观察阿托品对乙酰胆碱的竞争性拮抗作用。

【实验原理】 $pA2$ 是一种用以表示竞争性拮抗剂作用强度的指标,其意义是使激动剂浓度提高到原来的 2 倍时,可产生与原来浓度相同效应所需的拮抗剂摩尔浓度的负对数($-\lg[A]$)。$pA2$ 的值越大,说明拮抗剂的作用越强。

【实验动物】 豚鼠,雌雄均可,体重 250~350 g。

【实验器材和药品】

1. 器材 BL‑420N 生物信号采集与处理系统、计算机、HW200S 恒温平滑肌实验系统、张力换能器、表面皿、烧杯、外科剪刀、眼科剪刀、眼科镊子、缝衣针、丝线及注射器等。

2. 药品 0.2×10^{-3} mol/L 阿托品溶液、$2 \times 10^{-6} \sim 2 \times 10^{-1}$ mol/L 乙酰胆碱溶液及台式液。

【实验方法】

1. 调试 BL‑420N 生物信号采集与处理系统 进入"Windows"操作界面,用鼠标双击桌面上的"BL‑420N 生物机能实验系统"快捷图标,进入系统的主界面。选择功能区"实验模块"栏目,菜单项内直接选择"药理实验"模块,点击 $pA2$ 测定,系统将自动设置该实验的基本参数,需要调整参数如下:量程 10 g,时间常数 dc,低通滤波 20 Hz。

2. 调试 HW200S 恒温平滑肌实验系统

(1) 先将排水阀门调节至"关"档,再在水浴池中加入蒸馏水,水面至实验管的 20 mL 刻度处。

（2）将仪器的电源线与外电相连，打开电源开关。

（3）按下"启/停"按钮，仪器开始加热，开机后仪器默认的设置温度为37℃，可根据实验要求通过"＋""－"按钮调节设置温度。按下"＋"或"－"，设定温度会向上或向下调节0.1℃，如果长按下"＋"或者"－"按钮，系统设定温度会自动每0.02 s上调或下调0.1℃，调整设定温度为38℃。

（4）分别在预热管和储液试管中加入实验所需的营养液，按下"移液"按钮不放，将预热管内液体移动至实验管内，当营养液加至20 mL时松开"移液"按钮，系统停止移动液体。

（5）调节调气旋钮，顺时针为调小，逆时针为调大。既可为实验管中的营养液输送氧气，又可以搅拌营养液。

（6）待温度达到设定温度后，将标本一端固定在挂钩组件的标本固定柱上，另一端固定在张力换能器上。注意，标本应尽可能靠近固定柱，这样可通过挂钩组件将标本调节在实验管中间的位置。

（7）需要更换实验管内液体时，按下"排液"按钮，当实验管内液体完全排出至废液盒中时，再按下"排液"按钮，系统停止排液。再将预热管内液体移动至实验管内。

3. **正式实验**　将豚鼠棒击头枕部处死并制备豚鼠回肠标本。将肠管标本两端用缝衣针各穿一线，一端打一空结（约1 cm小套），另一端穿上长线打结，用眼科镊钳住空结固定于通气钩上，放入浴槽中，将另一端长线的尽端打一空结，挂在张力换能器的小钩上，调节前负荷为0.5 g，稳定标本20 min。

进入"记录状态"，先描记一段正常曲线，然后按下列顺序给药。

向麦氏浴槽中加入2×10^{-3} mol/L乙酰胆碱溶液0.1 mL，观察曲线变化，检查肠管是否有兴奋作用，然后冲洗肠管，使其恢复至正常。

按表格所给的剂量累积加乙酰胆碱（表5-6），制作乙酰胆碱的累积量效曲线。具体做法：先加小剂量乙酰胆碱，若有反应则当反应达最高峰时立即加下一剂量乙酰胆碱，直至曲线上升至最高峰不再升高为止。将系统转入"示波状态"，用台氏液冲洗肠管3遍，稳定标本15 min，使恢复至正常。

表 5 - 6　乙酰胆碱加入量

编号	配制的乙酰胆碱溶液浓度/(mol/L)	乙酰胆碱加入量/(mg/20 mL)	浴槽中乙酰胆碱的浓度/(mol/L)
1	2×10^{-6}	0.10	1×10^{-8}
2	2×10^{-6}	0.20	3×10^{-8}
3	2×10^{-5}	0.07	1×10^{-7}
4	2×10^{-5}	0.20	3×10^{-7}
5	2×10^{-4}	0.07	1×10^{-6}
6	2×10^{-4}	0.20	3×10^{-6}
7	2×10^{-3}	0.07	1×10^{-5}
8	2×10^{-3}	0.20	3×10^{-5}
9	2×10^{-2}	0.07	1×10^{-4}
10	2×10^{-2}	0.20	3×10^{-4}
11	2×10^{-1}	0.07	1×10^{-3}
12	2×10^{-1}	0.07	3×10^{-3}

进入"记录状态"，向浴槽中加 0.2×10^{-3} mol/L 阿托品溶液 0.1 mL，1 min 后再一次制作乙酰胆碱的累积浓度量效曲线。

在主菜单下选择"结束实验"。激活工具栏，系统进入分析状态。

【结果处理】

(1) 利用分析项分别测出正常曲线及每次加药后的张力大小，最后以乙酰胆碱引起最大收缩力为 100%，分别计算各剂量反应的百分率。

(2) 再以各剂量反应的百分率为纵坐标，以剂量的负对数为横坐标，绘出剂量反应曲线。

(3) 再根据公式求出 $pA2$ 值。

$$pA2 = -\log \frac{[C]}{\dfrac{[B]}{[A]} - 1}$$

式中：A 为在无阿托品时，引起最大反应的 50% 时所需乙酰胆碱的浓度。B 为在阿托品存在下，引起最大反应的 50% 时所需乙酰胆碱的浓度。C 为拮抗剂阿托品的浓度。

【注意事项】 制作累积量效曲线时,需在前次给药的反应达到最大时再给下一剂量药,直到标本对乙酰胆碱的反应不再增加为止。

？思考题

（1）Analyze the relationship between the effect intensity and the drug dose from the dose-effect curve, and point out its important significance.

（2）What is the effect on the dose-response curve when combined with drugs with synergistic or antagonistic effects?

实验十七 | 传出神经系统药物辨别

【实验目的】 利用离体家兔小肠标本及已知药物,观察未知药物的作用并判断该未知药物属于哪一类别;掌握小肠上的主要受体及常用的激动或阻断药物。

【实验原理】 家兔小肠平滑肌上存在 α、β、M 受体,肾上腺素等能够兴奋 α、β 受体使小肠平滑肌抑制,蠕动减弱。而乙酰胆碱等可兴奋 M 受体的药物能使小肠平滑肌收缩,蠕动增强,此作用可被阿托品等 M 受体阻断剂所阻断。故可根据加药后小肠平滑肌的反应,判断所加药物的类别。

【实验动物】 家兔,雌雄均可,体重 2～3 kg。

【实验器材和药品】

1. 器材 BL-420N 生物信号采集与处理系统、计算机、HW200S 恒温平滑肌实验系统、张力换能器、表面皿、烧杯、外科剪刀、眼科剪刀、眼科镊子、缝衣针、棉线及注射器等。

2. 药品 2×10^{-3} mol/L 氯化乙酰胆碱溶液、0.025% 硫酸阿托品溶液、0.01% 盐酸肾上腺素溶液、20% 氯化钡溶液、0.9% 生理盐水及台式液。

【实验方法】 自行设计实验方案,要求用 1～2 段肠管在 4 h 内完成实验,并判断出各被试药分别属于哪一类别。

【结果处理】 根据实验加药顺序及实验结果,对未知药物进行分析,并进一步推断药物发挥作用的方式,指出各药分别属于哪一类别,并说明理由。

【注意事项】

（1）操作时应避免牵拉肠管,造成肠管活性不好。

（2）肠管两端穿线采用十字交叉法,肠管不易扭曲,便于营养液的流通。

（3）每次给药前均应浸洗肠管 2～3 次。

❓ 思考题

（1）What are the main receptors on the small intestine? What happens to the small bowel movement after being excited or blocked?

（2）What are the representative drugs for receptor agonists and blockers in the small intestine?

（辛晓明）

实验十八 ｜ 乙醚麻醉分期及麻醉前给药

【实验目的】　观察乙醚吸入后的麻醉分期特点以及麻醉前使用不同药物对麻醉作用的影响。

【实验原理】　吸入性麻醉剂属于全身性麻醉药,是将气体或者挥发性液体通过吸入方式给药,并作用于中枢,引起意识、感觉和反射的消失,以消除疼痛、松弛肌肉牵拉对手术的影响。乙醚是动物手术前常用的麻醉剂,其抑制功能可作用于中枢神经系统的各个部位,并带有明显先后顺序的特征,首先影响大脑皮层,最后是延脑。随着麻醉的深入,依次出现各种神经功能受到抑制的症状,乙醚的麻醉过程可分为 4 期。第一期(镇痛期):从麻醉开始至神志消失,在此期间大脑皮层功能开始被抑制。第二期(兴奋期):从神志消失至呼吸转为规律,在此期间实验动物表现为咳嗽、屏气、呕吐及吞咽等兴奋挣扎的症状,呼吸不规律,心率血压不稳定,机体对于对外界刺激呈高反应状态,不宜进行手术。第三期(外科麻醉期):从呼吸规律至呼吸麻痹为止,在此期间动物状态由兴奋转为安静,眼球运动停止,呼吸、血压稳定,大脑皮层、间脑功能完全抑制,脑桥及脊髓功能开始得到抑制。此期又分为 4 级,一般手术都在该期的 2、3 级进行。第四期(延髓麻痹期):从呼吸麻痹到呼吸心跳停止。在此期间若出现血压下降,脉搏细弱,呼吸功能严重降低,呼吸频率改变甚至出现潮式呼吸,提示延髓生命中枢受到抑制,应立即停药并给予对症治疗。外科手术麻醉前，常常合并使用镇静催眠药，可以消除病人的焦虑和恐惧，模糊病人术后对手术过程的记忆，增强全麻药作用，减少全麻药用量，缩短麻醉诱导期。使用阿片类药物可以选择性地缓解疼痛，并消除因疼痛引起的情绪反应，增强乙醚的作用效果。阿托品作为术前使用的麻醉剂，一方面，可以抑制唾液腺、消化道和呼吸道腺体的分泌，防止术后出现吸入性肺炎的并发症；另一方面，可以降低迷走神经张力，预防术中牵拉内脏神经，引起缓慢性心律失常或心动过缓。本实验通过观察乙醚吸入前给予麻醉辅助药物吗啡和阿托品对家兔的各项生理指标的影响，掌握吸入式麻醉的分期以及麻醉前给予吗啡和阿托品的临床意义和作用原理。

【实验动物】　家兔 2 只，相同性别，体重 2～3 kg。

【实验器材和药品】

1. 器材　注射器、体重秤、兔台、棉花及麻醉口罩。

2. 药品　1%盐酸吗啡溶液、1%硫酸阿托品溶液、生理盐水及乙醚。

【实验方法】

(1) 取年龄、体重相近的 2 只家兔，编号，称重。1 号家兔皮下注射 1%盐酸吗啡溶液 3 mg/kg 以及 1%硫酸阿托品溶液 1 mg/kg，30 min 后开始后续麻醉操作。2 号家兔仅作为进行乙醚麻醉的对照组，不给吗啡和阿托品，与 1 号家兔同时进行等量的生理盐水皮下注射，30 min 后开始后续麻醉操作。

(2) 预先在乙醚滴瓶内装入定量乙醚，然后把 1 号兔和 2 号兔分别仰卧位固定在兔手术台上，观察并记录其麻醉前的各项生理指标(呼吸情况、肌紧张度和角膜反射情况)填入表 6-1 中，准备完毕后迅速将与乙醚滴瓶相连的麻醉口罩套在兔嘴和兔鼻上。在麻醉过程中要密切关注并在表 6-1 内填入各项实验指标的变化情况，期间若出现角膜反射消失，立即停止给药，移去麻醉口罩后将家兔放在通风处，待其苏醒。

(3) 观测麻醉至角膜反射消失的时间及各家兔消耗乙醚的用量(毫升数)，并填入表 6-1 中。

【结果处理】　观察表 6-1 中两只家兔麻醉过程中各项生理指标的变化和使用麻药的量记录，进行比较其异同。其中，动物的呼吸形式指观察动物呼吸时表现为单纯膈肌舒缩的腹式呼吸,还是兼有胸腔扩缩的胸式呼吸;肌紧张程度用于检查家兔的肌肉松弛度,表现为用手牵拉动物后肢时所受到的阻力大小,阻力越大表明家兔的肌紧张程度越高;角膜反射指以家兔胡须直触其角膜,是否引起动物眨眼;痛反射指用尖锐物体(如针头或曲别针头)刺其后肢,是否引起缩腿反射;翻正反射指解开束缚动物的绷带,是否引起动物发生翻身反应。

表 6-1   乙醚麻醉作用主要生理指标及麻醉药情况

| 分组 | 麻醉分期 | 麻醉时间/min | 乙醚用量/mL | 呼吸情况 | | | | | 肌紧张度 | 角膜反射 | 痛反射 | 翻正反射 |
				呼吸道分泌物	胸式呼吸	腹式呼吸	频次/(次/分)	深浅程度				
合并用药组	麻醉前诱导期											
	外科麻醉期											
未合并用药组	麻醉前诱导期											
	外科麻醉期											

【注意事项】

(1) 乙醚属于极易挥发的有特殊气味的易燃气体,实验应在具备良好通风设备的室内进行,实验过程中杜绝明火的出现,注意安全。

(2) 动物麻醉前应禁食 12 h,以免引起麻醉导致的术中呕吐。

(3) 实验开始前应检查麻醉剂的质量和数量是否满足要求,麻醉面罩是否有泄漏或堵塞的情况。

(4) 麻醉前备齐急救器械和药物,术中一旦出现由麻醉药物剂量过大引起的呼吸抑制,应立即给予救助,防止动物死亡。

（5）为降低实验误差，麻醉时，两只家兔应以相同速度给药；麻醉过程中要严密监视给药速度，避免滴入速度过快造成动物吸入大量液体形态的乙醚导致动物死亡。

思考题

（1）What are the advantages and disadvantages of ethyl ether in anesthesia? Is it still used in clinical practice? Why?

（2）What drugs are commonly used before anesthesia and what are their functions?

实验十九 | 普鲁卡因和丁卡因表面麻醉作用比较

【实验目的】　观察普鲁卡因和丁卡因的局部麻醉作用的区别，分析其原因，掌握局部麻醉用药的选择方法。

【实验原理】　局部麻醉药能够可逆地阻滞神经冲动（外周或中枢、传入或传出、突起或胞体、末梢或突触）的产生和传导，使神经支配部位出现暂时性感觉甚至运动功能的丧失。在意识清醒的条件下，消除局部痛觉等感觉，而对各类组织无损伤性影响。局部麻醉药对神经的阻滞程度与局麻药的使用剂量和浓度密切相关，与神经组织直接接触后，随着浓度的升高，首先导致痛觉消失，随后会导致冷热、触觉和深部感觉的消失，最后丧失其运动功能。一般而言，局麻药的作用局限于给药部位，并随药物从给药部位不断向周围扩散而迅速消失。常用的局部麻醉药有普鲁卡因、丁卡因、利多卡因及布比卡因等。其中普鲁卡因和丁卡因虽都属于酯类局部麻醉药，但作用特点不同。普鲁卡因是短效局麻药，其扩散与穿透能力弱，并且代谢速度快，消除半衰期很短，约为 10 min。因此，该药起效慢，作用时间短。而丁卡因是长效局麻药，脂溶性高，穿透能力较强，与神经组织结合速度快而牢固，起效时间短，10～15 min。此外，该药物在体内的代谢方式主要为依赖血浆假性胆碱酯酶的水解，但大部分都先须经过氨基脱羟，因此代谢速度慢，作用持续时间长。另外，丁卡因的麻醉效价为普鲁卡因的 10 倍，但其毒性却较普鲁卡因高 10～12 倍。本实验通过对普鲁卡因和丁卡因对兔眼角膜麻醉作用的观察,加深对两者麻醉作用特点的认识。

【实验动物】　家兔 1 只,雌雄不限,2.0～2.5 kg

【实验器材和药品】

1. 器材　兔固定箱、剪刀、滴管。

2. 药品　0.5% 盐酸丁卡因溶液、0.5% 盐酸普鲁卡因溶液。

【实验方法】

(1) 取出健康家兔 1 只,检查并确定无眼疾,放入家兔固定箱内,剪去家兔眼睫毛。

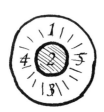

图 6-1　用兔须刺激家兔角膜的部位

(2) 使用家兔的兔须并以大致相等的力量轻触其两眼的角膜,观察正常的角膜反射。触及部位可以按照 1、2、3、4、2、5 的顺序进行(图 6-1),刺激 6 次后,于表 6-2 中记录下家兔的眨眼次数,眨眼则记为阳性,无反应则记为阴性,全部阳性(6 次都眨眼)记录为 6/6,全部阴性(6 次都无反应)记录为 0/6,以此类推。

(3) 用拇指和食指拉起家兔的左眼下眼睑使其成杯装,用中指压住鼻泪管,滴入 0.5% 盐酸普鲁卡因溶液 2 滴,轻轻揉动眼睑,使药物与角膜充分接触,保持 1 min 后松手任药液自溢。使用同样的方法向右眼中滴入 0.5% 盐酸丁卡因溶液两滴,后续操作也一致。

(4) 滴药后每隔 5 min 对两侧角膜进行连续 6 次角膜反射的测试,接触部位如前所述,在表 6-2 中填入眨眼的次数,同时观察有无结膜充血等症状,记录并比较两种药物的作用差异。

表 6-2　普鲁卡因和丁卡因对家兔角膜反射作用的比较

兔眼	药物	滴药前角膜反射	滴药后角膜反射/min					
			5	10	15	20	25	30
左	0.5% 普鲁卡因溶液							
右	0.5% 丁卡因溶液							

【结果处理】　将左右两眼的角膜反射的评分按照各时间点的情况填入表 6-2,比较两药麻醉作用起效的快慢和作用持续时间的长短。

【注意事项】

(1) 为保证实验结果的准确性,兔眼睫毛应事先剪短,消除由毛发接触或睫毛的刺激而引起眨眼对实验结果的影响。此外,测试者的手和兔须应从侧面接近角膜,防止家兔看到实验者的手而引起防护性眨眼。

(2) 滴药时必须按压住鼻泪管,以免药液流入鼻腔,经鼻黏膜吸收而致家兔中毒,影响实验结果。

(3) 选用刺激家兔角膜的兔须应软硬适中。此外,整个实验中应使用同一根触须,以力求刺激强度保持一致。

(4) 观察药物作用后,应留意用药后眼及眼睑是否有痉挛的现象,结膜有无充血水肿等毒性反应。

思考题

(1) What are the advantages of an ideal local anesthetic and what are the disadvantages of procaine and tetracaine used here?

(2) What are the factors that affect the pharmacological effects of local anesthetics? What methods can be used to improve its efficacy?

实验二十 │ 地西泮和咖啡因对小鼠自发活动的影响

【实验目的】　观察地西泮对小鼠自发活动的影响,理解镇静催眠药的作用,学习镇静催眠药的筛选方法。

【实验原理】　自发活动是动物的生理特征,自发活动的次数体现了动物中枢神经系统兴奋或者抑制的状态,镇静催眠药等中枢抑制药可以明显减少小鼠的自发活动,而中枢兴奋药则可以明显增加小鼠的自发活动。

【实验动物】　小鼠,5～6 只,体重 18～22 g,同一性别。

【实验器材和药品】

1. **器材**　药理生理多用仪及自发活动记录装置(或小鼠自发活动记录

仪)、注射器及天平。

2. 药品 0.1%地西泮溶液、3%苯甲酸咖啡因溶液、生理盐水。

【实验方法】

(1) 将药理生理多用仪与自发活动记录装置相连接,并调整好记录设备。

(2) 取活动度相近的 3 只小鼠,编号并记录体重。

(3) 将 1 号小鼠置于自发活动记录装置箱内使其适应 7 min 后开始计时,观察并记录 5 min 内数码管上标示的数字,作为给药前的活动量对照。腹腔注射 0.1%的地西泮溶液 0.1 mL/10 g,重新放置于箱内,每隔 5 min 记录一次活动量,连续观察至 25 min。

(4) 2 号小鼠操作如上,记录给药前的活性量作为对照后,腹腔注射 3%的苯甲酸咖啡因溶液 0.1 mL/10 g,重新放置于箱内,每隔 5 min 记录一次活动量,连续观察至 25 min。

(5) 3 号小鼠操作如上,记录给药前的活性量对照后,腹腔注射生理盐水 0.1 mL/10 g,重新放置于箱内,每隔 5 min 记录一次活动量,连续观察至 25 min。

【结果处理】 将记录的 3 只小鼠的活动量数据填入表 6-3,并收集全实验室数据。观察地西泮和咖啡因注射后对小鼠自发活动次数的影响,并使用配对样本 t 检验观察注射对应药物后是否引起小鼠自发活动行为的变化,统计结果是否具有显著性差异。

表 6-3 地西泮和咖啡因对小鼠自发活动次数的影响

鼠号	体重	药物及用量	5 min 内活动次数					
			给药前	给药后/min				
				0~5	6~10	11~15	16~20	21~25
1								
2								
3								

【注意事项】

(1) 实验环境要求安静,避免声光等刺激,有条件的话可在隔音室进行,以免对小鼠行为产生影响。

(2) 小鼠应禁食12 h,以增加觅食活动。

(3) 捉拿小鼠时动作轻柔,避免过度刺激导致小鼠活动增多,影响实验结果。

(4) 动物活动与饮食条件、昼夜及生活环境等有密切关系,观察自发活动最好多方面条件相近。

思考题

What is the effect of diazepam on spontaneous activity in mice? What is its pharmacological mechanism?

实验二十一 巴比妥类药物催眠作用的比较

【实验目的】 比较几种巴比妥类药物的潜伏期,作用强度和持续时间的长短,并讨论其与药物脂溶性之间的关系

【实验原理】 巴比妥类药物为镇静催眠药,可以延长Cl^-通道的开放时间,使细胞膜超极化,降低神经细胞兴奋性,也可以减弱谷氨酸作用于相应受体后去极化导致的兴奋性反应,引起中枢抑制作用。巴比妥类药物的化学结构、脂溶性与药理作用三者之间有一定的相关性。一般来讲,脂溶性高的巴比妥类药物易进入脑组织,其催眠作用可以迅速得到发挥,且此类药物主要由肝脏进行代谢,持续时间短;而脂溶性低的吸收入脑的速度明显降低,因此作用迟缓,且此类药物主要经由肾脏排泄,维持时间则较长。

【实验动物】 家兔5只,体重2～3 kg。

【实验器材和药品】

1. 器材 体重秤、注射器及酒精棉球。

2. 药品 4%苯巴比妥钠溶液、1%戊巴比妥钠溶液、1%硫喷妥钠溶液。

【实验方法】 取家兔5只,称重,标记,并从耳缘静脉注射下列药物溶液。

1号:苯巴比妥钠20 mg/kg(4%苯巴比妥钠溶液0.5 mL/kg)。

2号:苯巴比妥钠100 mg/kg(4%苯巴比妥钠溶液2.5 mL/kg)。

3号:戊巴比妥钠10 mg/kg(1%戊巴比妥钠溶液1.0 mL/kg)。

4号:戊巴比妥钠20 mg/kg(1%戊巴比妥钠溶液2.0 mL/kg)。

5号:硫喷妥钠10 mg/kg(1%硫喷妥钠溶液1.0 mL/kg)。

观察各兔用药后的行为活动有何变化,翻正反射是否消失。记录翻正反射的消失时间和恢复时间。

【结果处理】 将实验结果记录在表6-4中。

表6-4 巴比妥类药物催眠作用的比较

兔号	体重/kg	药物及用量	给药时间	行为变化	翻正反射		作用特点
					消失时间	恢复时间	
1							
2							
3							
4							
5							

【注意事项】

(1) 区分药物中枢抑制作用的指标,其详细评价如后所述。镇静:动物蜷缩于笼角。催眠:安静时闭目俯伏,揿尾则逃逸。麻醉:翻正反射消失,揿尾无反应。死亡:呼吸停止,心跳消失。

(2) 翻正反射指将实验用兔置于仰卧位,松手后动物立刻翻正为俯卧位,此为动物的正常反射。如松手后仍保持仰卧状态,则为翻正反射消失。

(3) 进行本实验时需保持环境安静。

(4) 给药后注意动物保温,以避免动物死亡。

? 思考题

Discuss the effect intensity, onset speed and duration time of the three barbiturates according to the experimental results, speculate the classification of the three barbiturates and their clinical significance.

实验二十二 ｜ 苯妥英钠和苯巴比妥对小鼠的抗电惊厥作用

【实验目的】　观察苯妥英钠和苯巴比妥的抗电惊厥作用,学习抗癫痫药物的筛选方法。

【实验原理】　小鼠电惊厥模型是筛选抗癫痫大发作药物的常见动物模型,即通过给予小鼠以适当的电刺激,诱发类似临床癫痫大发作的惊厥反应,表现为强直屈曲期-后肢伸直期-阵挛期-恢复期。通过观察给药前后惊厥反应的变化,判断药物的抗电惊厥作用。若给药后能够抑制或消除超强电惊厥强直的发生,则意味着该药物具有抗癫痫大发作的功效;若给药后再以原强度的电刺激刺激小鼠,均不会诱发其惊厥反应,但加大强度后仍可以诱发小鼠惊厥,则意味着该药物可能抑制其病灶放电,提高惊厥发作阈值。在本实验中用电刺激器的两极夹住小鼠双耳或夹住耳和嘴唇,在构成电路后给与强电流刺激,从而诱发惊厥产生,模拟癫痫大发作,并根据药物的作用来探讨苯妥英钠和苯巴比妥对电惊厥的抑制作用。

【实验动物】　小鼠数只,体重 18～22 g,雌雄不限。

【实验器材和药品】

1. 器材　天平、注射器、泰盟 BL - 420N 生物机能实验系统、电惊厥实验架及刺激电极。

2. 药品　0.5%苯妥英钠溶液、0.5%苯巴比妥溶液、生理盐水。

【实验方法】

(1) 调试仪器:将电刺激输出导线接入泰盟 BL - 420N 生物机能实验系统设备中,启动该系统。打开刺激器调节对话框,选择“粗电压”模式,方式选择“单次刺激”,延时 9.9 ms,波宽 0.1 ms,频率 20 Hz(或直接启用内置“电惊厥实验”模块)。

(2) 筛选小鼠:取小鼠,称重。用止血钳夹取生理盐水润湿的棉球,包住小鼠双耳,然后将刺激电极的鳄鱼夹分别夹住小鼠被棉球包住的两只耳朵(或是夹在小鼠的耳朵和嘴唇上)(如图 6 - 2 所示)。

(3) 将刺激电压设为 70 V,按下启动按钮,观察小鼠是否可以产生前肢

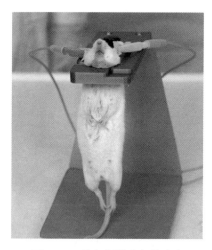

图6-2 接入刺激电极的小鼠

屈曲后肢伸直的强直惊厥状态。若小鼠未产生惊厥,则可适当调大输出电压,直到产生后肢强直惊厥(如未产生则另换小鼠)。筛选出符合实验要求的小鼠12只,并记录各小鼠致惊厥电压。

(4)将此6只典型强直惊厥小鼠随机分为3组。称重标记后,每组4只分别腹腔注射0.5%苯妥英钠溶液、0.5%苯巴比妥溶液、生理盐水,剂量均为0.15 mg/10 g。

(5)在给药3 min后,按照前述方法再次测定小鼠产生强直惊厥的刺激电压,如电压调至95 V仍不能出现强直痉挛,则记录该鼠未出现强直痉挛反应。

【结果处理】 将各组数据填入表6-5,并收集全实验室数据,一般为每组12只,3组共36只小鼠。进行统计学处理,观测在给药前和给药后在出现强直痉挛的现象上和诱发惊厥电压的数值上是否具有差异,且各组处理方式之间是否存在差异。

表6-5 药物抗电惊厥作用

动物分组	编号	用药前惊厥阈电压/V	用药前惊厥阈电压/V	用药后是否出现强直痉挛现象
生理盐水	1			
	2			
苯妥英钠	1			
	2			
苯巴比妥	1			
	2			

【注意事项】

(1)引起惊厥的刺激电流参数存在个体差异,须从低强度开始测试,并逐步小幅度增加电流强度直至小鼠发生惊厥,不宜直接给予大电压,以免引起动物死亡。

(2)动物惊厥分为5个期:潜伏期、僵直屈曲期、后肢伸直期、阵挛期及恢复期。

(3)电刺激输出导线的两极切勿直接接触,以免烧损实验仪器。

(4)动物惊厥后应立即断电,并进行心脏按压恢复呼吸,避免导致动物死亡。

(5)对动物进行超强电刺激时,切勿接触实验动物,以免发生触电危险。

思考题

(1) Compare the anticonvulsant effects of phenobarbital sodium and phenytoin sodium from the changes of convulsion-stimulating voltage and electrical stimulation response before and after treatment.

(2) If we find a new compound with anticonvulsant effect according to this experiment, what experiment should we design in order to understand its mechanism.

实验二十三　抗癫痫药物对抗中枢兴奋药致惊厥的作用

【实验目的】　观察抗癫痫药物丙戊酸钠对抗中枢兴奋药所致惊厥的作用,探索抗癫痫药物在治疗惊厥方面的筛选方案。

【实验原理】　本实验采用药物性惊厥实验模型:戊四氮是中枢兴奋药,过量可以兴奋大脑和脊髓,表现为强烈的阵挛性惊厥,继而演变成为强直性惊厥。戊四氮在阈剂量的时候,可引起头部及前肢抽搐,但不影响翻正反射,称为戊四氮发作阈值实验,可以作为模拟癫痫小发作的模型;而大剂量的戊四氮可以引起全身性阵挛性惊厥,继发强直性惊厥,甚至动物死亡,这称为戊四氮最大发作实验,可作为癫痫大发作的模型。丙戊酸钠是广谱抗癫痫药,临床上对各类型的癫痫,包括大发作、小发作、精神运动型发作和复杂部分性发作都有一定的疗效,是临床上大发作合并小发作时的首选药物。

【实验动物】　小鼠 4 只,体重 18~22 g。

【实验器材和药品】

1. 器材　注射、电子秤、小鼠笼。

2. 药品　2%丙戊酸钠溶液、0.6%戊四氮溶液、生理盐水。

【实验方法】

(1) 取 4 只小鼠,随机分为 2 组,分别称重标记。

(2) 将各组小鼠分别腹腔注射生理盐水 0.2 mL/10 g 和丙戊酸钠 4 mg/10 g(2%丙戊酸钠溶液 0.2 mL/10 g)。

(3) 30 min 后依次给每鼠皮下注射戊四氮 1.2 mg/10 g(0.6%戊四氮溶液 0.2 mL/10 g),观察 30 min 内各组动物中有无痉挛、跌倒、强直或死亡等出现。

【结果处理】　将各组数据填入表 6-6,收集全实验室数据,并进行统计学处理,观测各组在导致惊厥的严重程度上是否存在差异。

表 6-6　药物对抗中枢兴奋药物致惊厥的作用

组别	鼠号	体重/g	抗癫痫药剂量	戊四氮剂量	戊四氮注射后动物反应			
					阵挛	跌倒	强直	死亡
生理盐水组	1							
	2							
丙戊酸钠组	1							
	2							

【注意事项】

(1) 本实验中戊四氮可以使用二甲弗林代替,其剂量为皮下注射 0.08 mg/10 g(0.04%二甲弗林溶液 0.2 mL/10 g)。

(2) 为保证实验结果的准确性,戊四氮的用量应准确无误。

(3) 士的宁、苦味酸及氨硫脲等可以诱发动物惊厥,可以用于抗惊厥药物的筛选。

❓ 思考题

(1) Why does pentetrazol cause convulsion in mice? What are the

mechanisms underlying sodium valproate to resist the convulsion induced by pentetrazol?

(2) How to rescue CNS stimulants poisoning in clinical?

实验二十四 左旋多巴对小鼠的抗帕金森病作用

【实验目的】 观察左旋多巴对 MPTP 所致小鼠帕金森病(Parkinson disease,PD)症状的缓解作用,了解筛选 PD 治疗药物的方法。

【实验原理】 PD 又称震颤麻痹,是一种以进行性锥体外系功能障碍为主的中枢神经系统退行性疾病。其主要症状为静止震颤、肌肉强直、运动迟缓和共济失调,主要病理改变为黑质多巴胺能神经元的缺失以及胞质内出现 Lewy 小体,从而导致黑质投射到纹状体的神经纤维末梢退行性变性,造成纹状体内多巴胺减少,引起黑质纹状体通路多巴胺能神经功能受损,诱发 PD 的典型病症。常用的 PD 动物模型包括使用 6－OH 多巴胺、鱼藤酮或 1－甲基－4－苯基－1,2,3,6－四氢吡啶(1-methyl-4-phenyl-1,2,3,6-tetrahydropyridine,MPTP)诱导所成。其中,MPTP 致实验动物 PD 模型作用明确,是最常用的动物模型,能够比较全面地反映 PD 的发病机制和疾病特点,因此被广泛用于 PD 模型的制作。左旋多巴是由酪氨酸形成儿茶酚胺的中间产物,是多巴胺的前体。其可被 L-芳香族氨基酸脱羧酶脱羧成为多巴胺,透过血-脑屏障后通过缓解纹状体中多巴胺的不足发挥治疗作用。

【实验动物】 小鼠 8 只,18～22 g,雄性。

【实验器材和药品】

1. **器材** 小鼠笼、注射器。

2. **药品** MPTP、左旋多巴、生理盐水。

【实验方法】

(1) 将小鼠随机分为 2 组,每组 4 只,分别为对照组和 PD 组。PD 组腹腔每日注射 MPTP 20 mg/kg,连续注射 14 天。对照组使用等体积生理盐水同样连续腹腔注射 14 天。

(2) 连续注射 14 天后 PD 组动物会出现帕金森样症状,表现为肢体僵硬,身体震颤,运动迟缓,平衡障碍,步态异常,对外界刺激反应低下等。观察实验动物出现的症状,并填入表6-7。

表6-7　左旋多巴对小鼠 MPTP 注射 PD 模型帕金森样症状的影响

动物分组	编号	静止时是否出现肢体僵硬和身体震颤	运动时是否出现运动迟缓和步态异常	对外界触碰的反应
对照组	1			
	2			
	3			
	4			
MPTP 组(治疗前)	1			
	2			
	3			
	4			
MPTP 组(治疗后)	1			
	2			
	3			
	4			

(3) 爬杆实验:制作一个直径1 cm、长60 cm 且顶端有一直径2 cm 的木制小球的圆柱木杆,木杆上用纱布缠绕以使动物利于攀爬。将小鼠头部向上放置于木杆端,依据习性小鼠会向下攀爬至安全地点。记录小鼠从开始运动到完全转为头向下的时间和攀爬至木杆底部的时间。每只小鼠进行3次实验,每次实验中间隔2 min,并在表6-8中填入每次进行上述运动所需的时间。

表6-8　左旋多巴对小鼠 MPTP 注射 PD 模型运动能力的影响

动物分组	编号	动物完全转为头向下的时间/s	动物攀爬至木杆底部的时间/s
对照组	1		
	2		
	3		
	4		

续表

动物分组	编号	动物完全转为头向下的时间/s	动物攀爬至木杆底部的时间/s
MPTP 组(治疗前)	1		
	2		
	3		
	4		
MPTP 组(治疗后)	1		
	2		
	3		
	4		

（4）悬挂实验：将小鼠放置于水平的金属纱窗网上，随后将网格竖直。观察小鼠在竖直的网格上停留的时间，并将实验结果填入表 6 - 9。

表 6 - 9　左旋多巴对小鼠 MPTP 注射 PD 模型攀爬能力的影响

动物分组	编号	动物在金属纱网上停留的时间/s
对照组	1	
	2	
	3	
	4	
MPTP 组(治疗前)	1	
	2	
	3	
	4	
MPTP 组(治疗后)	1	
	2	
	3	
	4	

（5）转棒实验：将小鼠放置于直径为 6 cm，转速为 20 r/min 的自动旋转的水平粗糙转棒上。实验前把小鼠放置于转棒上适应 5 次，随后检测小鼠可以稳定呆在转棒上的时间，共记录 3 次，每次实验间隔 2 min，并在表 6 - 10 中填入小鼠在转棒上呆的时间。

表 6‑10　左旋多巴对小鼠 MPTP 注射 PD 模型运动协调能力的影响

动物分组	编号	小鼠在转棒上停留的时间/s
对照组	1	
	2	
	3	
	4	
MPTP 组（治疗前）	1	
	2	
	3	
	4	
MPTP 组（治疗后）	1	
	2	
	3	
	4	

（6）完成上述试验后，腹腔注射左旋多巴 40 mg/kg。

（7）给药结束 1 h 后，对治疗后的小鼠重复上述步骤（2）（3）（4）（5）的行为学检测，并将给药后的测得数据填入至相对应的表格。

【结果处理】　收集全实验室数据，并进行统计学处理，使用独立 t 检验观测对照组与治疗前的 PD 组在爬杆实验、悬挂实验和转棒实验上是否存在差异，用配对 t 检验观测使用左旋多巴治疗后的 PD 组在上述行为学实验中是否明显优于未经治疗之前的行为学症状。

【注意事项】

（1）长期连续注射 MPTP 会导致小鼠出现运动迟缓、运动功能障碍和运动协调性受损的帕金森样症状，爬杆实验可以用于评估 MPTP 导致的小鼠运动障碍，悬挂试验可以检查 MPTP 给药后是否诱发了小鼠出现的握力损伤或攀爬功能障碍，转棒实验可以通过测试小鼠在滚轴上保持平衡并连续运动的能力，评价其运动的协调性。

（2）某些实验动物由于异常情况会存在明显的偏差值（例如，小鼠虽然不能稳定抓握在铁质纱窗上，但爪子卡在纱窗里），注意这些异常情况并去除带有明显偏差的数据。

（3）在爬杆实验和转棒实验中，需事先对动物进行适应性训练。

？思考题

What is the mechanism of levodopa in improving MPTP induced Parkinsonism? Can this improvement reverse the progression of Parkinson' disease? Why?

实验二十五 实验性阿尔茨海默病模型

【实验目的】 观察对大鼠海马内注射 β 淀粉样蛋白(amyloid β-protein，Aβ)对大鼠空间学习记忆的影响，掌握实验性阿尔茨海默病(AD)模型的造模方法，同时熟悉脑立体定位仪的使用方法。

【实验原理】 AD 是老年痴呆症中的一种，是一种高龄人群常见的、以进行性认知功能下降和记忆力减退为特征的中枢神经系统退行性疾病。其临床表现为记忆力、判断力、抽象思维等一般智力的丧失。目前，AD 发病机制尚不完全明确，目前研究较多，比较被认可的假说之一是 Aβ 毒性假说。

Aβ 在细胞外沉积形成的老年斑是 AD 的主要病理症状之一。Aβ 可能通过炎症反应、氧化应激或者导致 Tau 蛋白过度磷酸化而导致神经元退行性变性，从而诱发 AD。因此，向大鼠大脑海马内注射或向侧脑室内注射 Aβ1～40 是 AD 常见的啮齿类动物模型之一。该模型将导致实验动物海马神经元凋亡和退行性变性，脑内出现神经纤维缠结，从而导致实验动物出现主动和被动回避性反射降低，空间分辨能力下降等行为学的变化。

在这一过程中，需要使用脑立体定位技术准确地将 Aβ1～40 注射入大鼠海马内。立体定位技术是一种能够精确确定脑结构特定位置的技术，主要使用脑立体定位仪和相对应的脑立体定位图谱，并在麻醉状态下剥开动物头皮，暴露颅骨表面的标志(如前囟点、人字缝、矢状缝及外耳道等)或其他参考点所规定的三维坐标体系，来确定硬脑膜下某些神经结构的位置，以便在不大规模开颅的情况下对相应神经结构进行定向刺激、破坏或注射药物，是神经学研究中常见的试验方法。

Morris 水迷宫(Morris water maze)实验是 20 世纪 80 年代由英国心理

学家 Morris 所发明的一种强迫实验动物游泳,而使动物学习寻找藏匿于不透明的水下平台的方法,主要用于测试实验动物的学习、记忆、空间定向和方向感的认知能力,随后成为评估啮齿类动物空间学习和记忆能力的经典实验,被广泛应用于学习记忆、老年痴呆、智力与衰老、新药开发/筛选/评价、药理学、毒理学、预防医学、神经生物学、动物心理学及行为生物学等多个学科及领域。

　　Morris 水迷宫由盛水的水池、遮光帘、摄像系统和动物行为轨迹分析电子系统所构成。大鼠的水迷宫选用水深为 30～40 cm 的圆形水池,直径160 cm(或 180 cm)、高 50 cm,池底及池壁均为黑色;在水池壁上标记出 4 个等距离的点,作为实验动物开始的起始点,通过 4 个点的相互连接线将水池分为 4 个象限,在每一象限正中央的位置放置一个圆柱形的高约 35 cm、直径为 12 cm 的橡胶平台。水池周围贴有丰富的提示性线索(如几何形状、动物图案、异形物体并置于各个象限)且每一象限的粘贴位置应保持一致,供大鼠用来定位平台(图 6 - 3)。

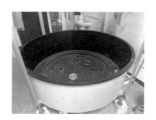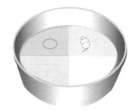

图 6 - 3　水迷宫设备与示意图

　　遮光帘可有效遮蔽杂散光进入试验区域,降低光纤对于图像采集的干扰。此外,遮光帘的使用也可以缓解实验操作人员的走动对实验动物情绪造成的影响,减小实验误差。

　　自动录像记录系统包括有摄像头、计算机(内含装有图像采集卡及分析软件),摄像头应装于水池上方约 2.8 m 处,自动采集数据后由计算机内的分析软件进行分析,以此来有效减少操作者主观因素对实验结果的影响,同时又避免了人工计时所引起的误差,减少了活动人体对动物行为和情绪的干扰,提高实验结果的精确性和稳定性。

动物行为轨迹分析电子系统可以提取 Morris 水迷宫实验中实验动物的运动轨迹,并分析寻找到平台所需的时间或在目标象限停留的时间,并使用 SPSS 或 GraphPad 等统计学软件进行分析。

【实验动物】 正常健康大鼠 8 只,体重 280～300 g,雌雄不限。

【实验器材和药品】

1. 器材 脑立体定位仪、微注射泵、常规手术器械、颅骨钻孔仪、注射器、纱布、棉球、水迷宫、自动录像记录及分析系统。

2. 药品 0.4% 戊巴比妥钠溶液(现用现配)、10 μg/μL Aβ1～40(使用生理盐水配置)、生理盐水。

【实验方法】

(1) 将大鼠分为两组,每组 4 只,分别为对照组和 AD 组。使用立体定位仪对 AD 组大鼠进行脑立体定位注射,注射位点为双侧齿状回,注射剂量为每侧 1 μL。对照组使用等体积生理盐水进行脑立体定位注射。

(2) 注射 1 周后两组大鼠同时开展水迷宫实验,以验证海马内注射 Aβ 对大鼠学习记忆的影响。

1) 定位航行实验:将橡胶平台放置于 4 个象限中的任一象限中央。将大鼠头朝池壁放入水中,放入位置随机取 4 个象限之一,让大鼠自行寻找水中平台,但第一次实验大鼠常常不能找到隐藏在水下的平台。若动物入水游泳 60 s 后仍不能找到水池中的站台,需要实验人员引导动物到达站台并让大鼠在站台上呆 10～30 s,使大鼠体会站在站台上的感觉。如大鼠在站台上呆的时间不足 10～30 s 就跳下或掉下站台,则需实验人员将大鼠放置于平台上维持足够的时间,以使有足够的时间来观察和学习空间信息。将大鼠从平台上拿下来之后,擦拭并烘干身体,置于鼠笼中休息 10 min 再更换象限进行训练,每日训练 4 个象限。第 2 日起其找到站台的时间就会大大缩短。一般情况下,大鼠在经过 4～5 训练日的学习后,很快就能以最佳的轨迹来搜索到站台的确切位置。

2) 空间探索实验:在 4～5 个训练日完成后,于翌日撤除站台。然后任选一入水点将大鼠放入水迷宫内。使用自动成像设备记录大鼠在原来的站台所在象限停留的时间,穿越原站台位置的次数,从而观察大鼠的空间学习能力。如大鼠记忆受损,则大鼠在目标象限停留的时间远远低于正常大鼠,且其穿过原站台所在位置的次数也远低于正常大鼠(图 6-4)。此外,还应测定大鼠的游泳速度,这代表了大鼠的自主行为能力,检测 Aβ 对大鼠的自主行为能力是否产生了影响。

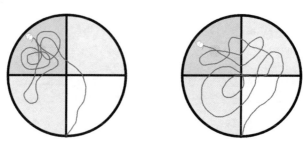

图 6-4　正常大鼠和 AD 模型大鼠可能的运行路径

【结果处理】　实验结束后,将实验结果填入表 6-11。收集全实验室数据,并进行统计学处理,使用独立 t 检验观测对照组与 AD 模型组在目标象限停留的时间,穿越原站台位置的次数以及游泳速度是否存在差异。

表 6-11　Aβ 对于大鼠学习记忆能力的影响

组别	动物编号	目标象限停留 时间/s	穿越原平台 位置次数/次	游泳速度/ (cm/s)
对照组	1			
	2			
	3			
	4			
AD 模型组	1			
	2			
	3			
	4			

【注意事项】

(1) 动物的颜色与周围应形成强烈对比,以方便动物行为轨迹分析电子系统能够清晰区别动物和周围环境。对于白色鼠,应在水中加入墨汁;对于黑色鼠,应在水中加入奶粉。

（2）如果水迷宫无遮光帘遮蔽，则实验室内的物品摆放位置和实验者的相对位置都有可能被大鼠作为参照物，因此请勿随意改变物品摆放和实验者的位置。

（3）实验室应保持安静，避免引起动物情绪波动而影响实验结果。

（4）水温应保持恒定，大鼠水迷宫水温应在24～26℃为宜，小鼠水迷宫水温应在18～22℃为宜。

（5）实验前应确认动物的游泳能力和视力正常。将橡胶平台露出水面，而后将动物放置于水迷宫中，若动物毫无障碍地直接游向平台，说明动物的游泳能力和视力均正常。

（6）游泳对动物是一个较大的应激刺激，可能引起神经内分泌的变化，因此可能对实验结果造成影响。因此，将动物多次放入水迷宫，适当延长游泳时间，以使动物对游泳过程有所适应，可以减少应激刺激对实验结果的影响。

❓ 思考题

What are the main indicators of learning and memory ability of rats in Morris water maze?

附: 脑立体定位注射 Aβ 实验方法

【实验目的】　大脑是哺乳动物（包括大鼠在内）最复杂的器官，其位于颅腔内，结构上含有许多区域和核团，在需要对某个特定的脑结构进行研究时就需要使用立体定位技术对特定脑区植入电极、导管，对该结构进行刺激、损伤或注射某种药物。

【实验原理】　脑立体定位的基本原理是依据某些颅外标记（如前囟、人字缝）与颅内结构具有相对固定的位置关系，随后借助脑立体定位图谱；以前囟点、人字缝、中缝线和硬脑膜为三维立体坐标，利用可以进行三维立体定位的立体定位仪在不大规模开颅的情况下确定特定脑区的位置，从而开展神经生物学或者神经外科学的研究。对于大鼠来讲，常用的脑立体定位图谱包括我国原第一军医大学包新民、舒斯云教授所编撰的《大鼠脑立体定位图谱》(基于 225 g 的 SD 大鼠),以及澳大利亚 Paxinos G. 以及 Watson C. 教授编撰的 *The Rat Brain in Stereotaxic Coordinates*(基于 290 g 的 Wistar 大鼠)。

【实验动物】　正常健康 Wistar 大鼠 1 只,体重 280~300 g,雌雄不限。

【实验器材和药物】

1. **器材**　小动物麻醉机、脑立体定位仪、微注射泵、常规手术器械、颅骨钻孔仪、注射器、纱布、棉球。

2. **药品**　异氟烷、3%过氧化氢溶液(双氧水)、10 μg/μL Aβ1~40(使用生理盐水配置)、生理盐水。

【实验方法】

1. **动物麻醉**　使用小动物麻醉机对大鼠进行麻醉,麻醉药物为异氟烷,诱导浓度为 4%,维持浓度为 2%,通气流量为 0.5 L/min。在术中如出现动物有牵拉反射或是出现动物麻醉过量可根据麻醉深度及时调整。

2. **动物固定**　将大鼠的门齿挂在脑立体定位仪的门齿钩上,而后适当旋紧上颌固定器。随后把两侧的耳杆推入大鼠的两侧外耳道中,并使两侧耳杆上的刻度读数一致以保证大鼠的颅骨位于脑立体定位仪的最中央,而后旋紧耳杆上的固定螺丝并旋紧上颌固定器(松紧度调节适当)。此时从各个方向轻推动物头部,保证动物头部不会在实验中发生位移。

3. **暴露颅骨**　剪去大鼠颅顶毛发,消毒处理皮肤后沿颅骨正中皮肤切一 3 cm 长的切口,暴露颅骨表面,并使用棉签蘸取 3%过氧化氢溶液将颅骨表面的筋膜,骨膜剥离以方便后续位置标记,此时可看到颅骨表面的前囟点、人字缝以及矢状缝等颅骨表面特定标记。

4. **注射坐标确认**　根据 *The Rat Brain in Stereotaxic Coordinates* 一书可知 290 g 体重的 Wistar 大鼠海马位于前囟点后 3.4 mm,中缝线旁 2.5 mm,硬脑膜下 3.4 mm。225 g 的 SD 大鼠的海马位置亦可通过查阅《大鼠脑立体定位图谱》知晓。如大鼠体重与此体重接近,可采用此图谱来确定脑区的三维立体定位,如大鼠体重与此体重差距较大,则可查阅相关文献,该文献可将图谱的应用范围拓展到 100~400 g 体重的大鼠。

5. **海马定位和注射**　用记号笔在前囟后 3.4 mm,中缝线旁开 2.5 mm 处标记,海马即位于此点的正下方,然后在此点上用颅骨钻在颅骨上钻一小圆孔。将含有 Aβ1～40 的 1 μL 注射器安装至注射臂上，操作仪器使注射臂下降至硬脑膜下 3.4 mm 处，即可开始注射，注射速度为 0.2 μL/min，注射完成后将微量注射器留置 5 min 以保证药液被完全吸收，而后将微量注射器缓慢垂直移除。

6. 手术完成　实验结束后，将大鼠头皮缝合，同时注射 8 万单位/只的青霉素，将动物从麻醉机上移除，并置于温暖的饲养笼内待其恢复意识。

【注意事项】

（1）使用颅骨钻在颅骨上打孔时，要注意控制力度，以免突然打穿颅骨后颅骨钻继续深入引起脑组织损伤。

（2）固定大鼠颅骨时，可以通过调节门齿钩的高度使大鼠人字缝和前囟点位于同一平面。

（3）正式实验之前，可以使用蓝墨水进行预注射，并将注射了蓝墨水的动物脑组织取出切片后观察注射位点是否正确。

实验二十六 | 尼莫地平对小鼠获得记忆的影响

【实验目的】　观察尼莫地平对于小鼠记忆行为的影响，掌握具有益智作用的药物筛选方法。

【实验原理】　学习和记忆是大脑的高级功能之一。一般认为，学习是指经验的获得或发展，记忆是指经验的保存和再现。但是人和动物的内部心理活动无法被直接观察到，只能通过可以观察到的刺激来推测脑内发生的过程。对于脑内记忆过程的研究，可以通过观察动物学习某一任务后对于任务的实际操作和反应来实现。学习记忆的主要研究方法有跳台法、避暗法和 Y 迷宫法等。其中又以 Y 迷宫法仪器设备简单，易于操作。Y 迷宫装置分为 3 部分，分别称为 Ⅰ、Ⅱ 和 Ⅲ 臂。3 臂互为 120°角，呈三等分的辐射状（图 6-5）。其中 Ⅰ 臂为起步区，是小鼠开始实验时所在的起步位置，灯光亮起 5 s 后开始通电进行电刺激。Ⅱ 臂为非安全区（电击区），灯光亮起 5 s 后开始通电进行电刺激。Ⅲ 臂为安全区，信号灯亮起后此臂不通电，动物进入后没有电刺激。实验开始后，将小鼠放入起步区，灯亮后观察小鼠的被动回避反应次数和主动回避反应次数。被动反应次数指小鼠受电击逃离起步区后跑向非安全区,并在电击下最终跑向安全区,即错误反应次数。而主动回避反应次数指信号灯亮,电刺激未开始时,大鼠立即逃往安全区的次数,即正确反应次数。在给予动物电刺激后,由于非条件反射的存在,小鼠会逃避至它记忆中的安全地带,在小鼠记忆能力被增强后,小鼠做出正确反应次数的比例明显增高。近年来,有关尼莫地平改善学习记忆的报道较多,其机制尚不明确,可能与其可以阻断 Ca^{2+} 通道,改善高钙水平的神经元的生理生化过程紊乱,使 Ca^{2+} 的浓度恢复正常有关。本实验旨在了解影响学习记忆药物的常用研究方法。

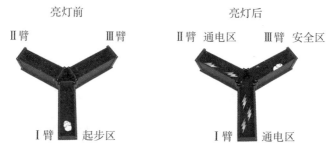

图 6-5　Y 迷宫的组成和使用

【实验动物】　小鼠数只,同一性别,18～22 g

【实验器材和药品】

1. 器材　鼠笼、注射器、体重秤、Y 迷宫。

2. 药品　0.1%尼莫地平溶液、生理盐水。

【实验方法】

1. 实验动物的预筛选　将小鼠放入 Y 迷宫箱中适应 1 min,打开闸门并按下电击按钮,根据小鼠逃避反应来调节刺激电压,在确定刺激电压后选择活跃,对电击反应较敏感,逃避迅速者供测试用。淘汰反应过于迟钝或特别敏感的小鼠。在筛选过程中,如小鼠最后奔跑至安全区,则让小鼠在安全区中停留 10 s 以巩固记忆。

2. 迷宫训练　在筛选后,开始正式的迷宫训练。将小鼠放置于起步区,亮灯后 5 s 给予电刺激,如小鼠能在电击后 5 s 内从起步点直接进入安全区,则为正确反应；如小鼠不能在亮灯后 5 s 内从起步区离开或进入非安全区，则为错误反应，训练至小鼠在连续 10 次测试中有 9 次正确反应为止，此时为训练成功，在表 6 - 11 中填入小鼠达 9/10 次正确反应时所需的测试次数 A。

3. **观测药物治疗效果**　选择训练成功的小鼠 8 只，编号标记后于 24 h 后开始试验，其中 4 只小鼠给予尼莫地平(1 mg/kg，ip)，对照组 4 只小鼠给予同等体积的生理盐水。实验开始时将小鼠放入 Y 迷宫中适应 3 min，然后开始正式试验。正式实验中，3 臂末端以无规则次序变换为起步区、非安全区和安全区。开始连续测试，每测试之间间隔 1 min，测试至达到 9/10 次正确反应时所需的测试次数 B，并填入表 6 - 12。

【结果处理】　将实验结果记录在表 6 - 12 中。

表 6 - 12　尼莫地平对于小鼠学习记忆能力的影响

组别	动物编号	训练时测试次数	正式实验中测试次数
尼莫地平组	1		
	2		
	3		
	4		
生理盐水组	1		
	2		
	3		
	4		

【注意事项】

(1) 实验动物在目标区域停留的时间不能太短，以 10 s 为宜，否则失去记忆强化效果。

(2) 每只动物训练或测试完成后需使用清水和酒精对迷宫进行清洗，以消除动物留下的气味。

(3) 电流刺激以快速断续为宜，不能持续通电。

(4) 实验室应保持安静和适宜的光照，以免对动物造成刺激。

(5) 如在目标区放置食物，则动物需于实验前禁食，使其体重减至原体重的 85%，此时动物才具有摄取食物的驱力或动机。

❓ 思考题

What is the right way to train mice in Y maze?

实验二十七｜氯丙嗪的安定作用

【实验目的】　观察氯丙嗪对于小鼠激怒行为的影响,从而了解其临床应用和抗精神病药物的筛选方法。

【实验原理】　小鼠足部持续受到一定强度的电刺激后,可能导致其产生激怒行为,表现为逃避、对峙、嘶叫、格斗及互咬等。氯丙嗪可以拮抗中脑-边缘系统和中脑-皮质系统的多巴胺 D_2 样受体,发挥其对中枢神经系统的抑制作用,也称为神经安定作用(neuroleptic effect),能显著控制活动状态和躁狂状态,使动物恢复理智,情绪安定,在临床上能显著缓解精神分裂症患者的阳性症状,如进攻、亢进、妄想及幻觉等。在本实验中,氯丙嗪可以使动物对外界电刺激的反应性降低,反应时间延长。

【实验动物】　小鼠数只,雄性,分笼饲育,体重 18～22 g

【实验器材和药品】

1. **器材**　生物机能实验系统、激怒刺激盒附件、注射器及电子秤。

2. **药品**　0.1%盐酸氯丙嗪溶液、生理盐水。

【实验方法】

1. **调试仪器**　把泰盟 BL-420N 生物机能实验系统的电压输出连线的两极分别接在其附属配件激怒刺激盒的正负两极上,启动该生物机能实验系统,打开刺激器调节模块,模式选择粗电压后,电压调至 50 V,并选择连续刺激方式,延时 9.9 ms,波宽 0.1 ms(或者直接选择内置"电刺激实验"模块)

2. **刺激小鼠**　将 2 只雄性小鼠置于激怒刺激盒内,接通电源,调节电压输出强度,逐渐由小到大,直至小鼠出现激怒状态为止(激怒反应包括:两小鼠直立、对峙、嘶叫、格斗及撕咬)。如果小鼠不出现激怒反应,则另换小鼠。选择 2 对具有明显激怒反应的小鼠,记录阈电压。

3. **分组**　将符合条件的 4 只小鼠分为 2 组,分别为生理盐水组和盐酸氯丙嗪组。其中生理盐水组腹腔注射生理盐水 0.15 mg/10 g,盐酸氯丙嗪组腹腔注射 15 mg/kg(0.1%盐酸氯丙嗪溶液 0.15 mL/10 g)。给药 20 min 后,分别给予给药前的阈刺激,观察两组小鼠是否能够再次出现激怒状态。

【结果处理】　将实验结果记录在表 6-13 中。

表 6-13　氯丙嗪对小鼠激怒行为的影响

组别	鼠号	体重/g	激怒阈电压值/V	激怒反应	
				给药前	给药后
生理盐水组	1				
	2				
氯丙嗪组	3				
	4				

【注意事项】

(1) 刺激电压应该从小到大,动物敏感性差异较大,实验前应进行筛选,反应差者弃之不用。

(2) 实验小鼠的筛选原则为:3 min 内每对小鼠典型格斗不少于 3 次,给药后仍以原阈值给予刺激。

(3) 激怒刺激盒应保持干燥,及时擦拭小鼠排泄物,以免引起短路损毁实验设备。

(4) 实验小鼠出现典型激怒反应后应即关闭电源,放置和取出小鼠时应注意电源状态,以免发生意外。

(5) 如无激怒刺激盒,也可采用雄性大鼠(体重 250~300 g),用止血钳夹其尾部,引起两鼠站立撕斗后,作为激怒模型进行实验。给药剂量为盐酸氯丙嗪 1 mg/100 g。

？思考题

Discuss the mechanisms and possible clinical applications of chlorpromazine.

实验二十八 | 氯丙嗪对体温的调节作用

【实验目的】 观察氯丙嗪对实验动物体温调节的作用及特点,了解氯丙嗪的作用机制。

【实验原理】 当外界温度明显高于或低于人体体温时,神经系统内的下丘脑可以感受寒冷或高温的刺激,并通过神经调节的方式,控制肌肉收缩或舒张、汗腺的分泌与否及毛细血管的收缩和扩张,从而维持机体的正常温度。氯丙嗪对于下丘脑体温调节中枢具有很强的抑制作用,干扰其对体温调节的能力,用药后,使用者的体温随着温度的变化而变化,即环境温度升高则其体温随之升高,而环境温度降低则其体温随之降低,如联合使用物理降温(如使用冰袋或冰块进行冰敷)则可发挥两者的协同作用,显著降低患者体温。因此,氯丙嗪与哌替啶、异丙嗪等中枢抑制药物合用可以使患者深睡,并降低基础代谢和组织耗氧量,降低中枢神经系统反应性以及机体对伤害性刺激的反应。这种状态被称为"人工冬眠",多用于严重外伤、感染、中毒或精神创伤。

【实验动物】 小鼠 8 只,体重 18~22 g,性别不限。

【实验器材和药品】

1. 器材 小鼠数字电子体温计、1 mL 注射器、体重秤。

2. 药品 生理盐水、0.03%氯丙嗪溶液、液状石蜡。

【实验方法】

(1) 将健康小鼠分组,称重并编号。在室温下观察小鼠的行为活动是否正常,并测量其体温(使用石蜡油润滑半导体体温计的前端,而后将其前端插入肛门内约 0.5 cm),为避免误差,应测量 3 次体温后取平均值并填入表 6 - 14。

(2) 将 8 只小鼠分为 4 组,生理盐水室温组、氯丙嗪室温组、生理盐水低温组、氯丙嗪低温组,对 4 组小鼠分别腹腔注射下列药物。生理盐水室温组和生理盐水低温组:生理盐水 0.1 mL/10 g;氯丙嗪室温组和氯丙嗪低温组:0.03%盐酸氯丙嗪溶液 3 mg/kg(0.1 mL/10 g)。腹腔注射后对小鼠进行腹部按摩以促进吸收,而后将生理盐水室温组和氯丙嗪室温组置于常规环境中,而将生理盐水低温组和氯丙嗪低温组小鼠置于冰箱 4℃区。

(3) 给药后于 20、40、60 min 进行各组肛温的测量,并将测量结果记录下来。

【结果处理】　实验结束后,将实验结果填入表 6 - 14。收集全实验室数据,并进行统计学处理,观察氯丙嗪室温组和氯丙嗪低温组的体温是否存在差异,并观测生理盐水低温组和氯丙嗪低温组的体温是否存在差异,如氯丙嗪低温组的体温低于氯丙嗪室温组和生理盐水低温组,则说明氯丙嗪可以使实验动物的体温随着环境温度的变化而变化。

表 6 - 14　氯丙嗪对小鼠体温的调节作用

分组	鼠号	体重/g	正常体温/℃	时间点		
				20 min	40 min	60 min
生理盐水室温组	1					
	2					
生理盐水低温组	3					
	4					
氯丙嗪室温组	5					
	6					
氯丙嗪低温组	7					
	8					

【注意事项】

(1) 为保证实验结果的准确性,实验室温度应保持稳定。

(2) 每次测量体温后,应将低温组的各组动物尽快放回冰箱内。

(3) 本实验可用大鼠或家兔代替。

思考题

(1) What are the clinical applications of the cooling effect of chlorpromazine?

(2) What are the characteristics of the cooling effect of chlorpromazine?

实验二十九 | 氯丙嗪对基础代谢的调节作用

【实验目的】 以耗氧量为评价指标来观察氯丙嗪对小鼠基础代谢的调节作用。

【实验原理】 小鼠在密闭容器中存活时间与小鼠消耗氧的能力负相关。小鼠位于密闭的广口瓶中，不断消耗氧气，产生的 CO_2 可以被钠石灰吸收，使瓶内氧分压逐渐降低，令小鼠吸入氧分压过低的气体，导致小鼠心肌和脑组织的损伤，诱发其死亡。氯丙嗪可以降低机体的基础代谢率和组织耗氧量，增强机体对缺氧的耐受力，延长小鼠在密闭容器中的存活时间。

【实验动物】 小鼠 8 只，体重 18～22 g，雌雄各半。

【实验器材和药品】

1. **器材** 广口瓶、计时器。

2. **药品** 凡士林、钠石灰、0.1% 盐酸氯丙嗪溶液及生理盐水。

【实验方法】

（1）取 8 只体重接近的小鼠，称重分组，每组各 4 只。

（2）小鼠腹腔注射给药：生理盐水组给予生理盐水 0.15 mL/10 g，盐酸氯丙嗪组给予 0.1% 盐酸氯丙嗪溶液 0.15 mL/10 g（15 mg/kg）。

（3）给药 20 min 后，将小鼠置于密闭的含有 25 g 钠石灰的磨口广口瓶（125 mL）中。

（4）观察和记录小鼠死亡的时间（以小鼠呼吸停止为死亡指标）。

【结果处理】 将实验结果填入表 6-15，收集全实验室的结果并进行统计，检验两组之间是否具有显著性差异。

表 6-15 氯丙嗪对小鼠耗氧量的影响

| 组别 | 存活时间/min | | | | Mean ± SD |
	1	2	3	4	
生理盐水组					
氯丙嗪组					

【注意事项】

(1) 钠石灰需要用新鲜制备的,重量要保持一致。

(2) 容器口要用凡士林涂抹,以保证空间密闭。

(3) 环境温度要保持稳定在 20～30℃,温度变低或变高都有可能升高代谢率。

(4) 各小鼠体重应尽量保持一致,因为能量代谢率与体表面积成正比。

(5) 观察瓶内小鼠死亡时间应观察到呼吸停止后 5 min,以确保小鼠死亡。

思考题

Based on the influence of chlorpromazine on basic metabolism and its cooling effect,discuss the clinical application of chlorpromazine.

实验三十 | 氯丙嗪的镇吐作用

【实验目的】　观察氯丙嗪对阿扑吗啡诱发犬呕吐反应的抑制作用,了解氯丙嗪的镇吐特点。

【实验原理】　小剂量的氯丙嗪可以通过拮抗延髓第四脑室底部的催吐化学感受区的 D_2 受体,抑制 DA 受体激动剂阿扑吗啡引起的呕吐反应,而大剂量的氯丙嗪可以直接抑制呕吐中枢。此外,由于氯丙嗪可以抑制延髓与催吐化学感受区旁呃逆的中枢调节部位,所以氯丙嗪同样适用于顽固性呃逆,但是不能对抗前庭刺激引起的呕吐。

【实验动物】　犬 2 只,雌雄不限。

【实验器材和药品】

1. **器材**　注射器、犬嘴笼套。

2. **药品**　2.5％盐酸氯丙嗪注射液、0.2％盐酸阿扑吗啡溶液、生理盐水。

【实验方法】

(1) 取犬两只,称重标记,喂给食物并观察其活动情况。

（2）给1号犬皮下注射2.5％盐酸氯丙嗪注射液0.2 mL/kg(5 mg/kg)，2号犬皮下注射生理盐水0.2 mL/kg。

（3）20 min后，给两犬分别注射0.2％盐酸阿扑吗啡溶液0.1 mL/kg(0.2 mg/kg)。

（4）观察两犬的呕吐反应。

【结果处理】　将实验结果记录在表6-16中。

表6-16　氯丙嗪对于犬呕吐反应的影响

犬号	体重/kg	第1次给药			第2次给药		
		药物	药量	犬反应	药物	药量	犬反应
1		生理盐水			阿扑吗啡		
2		盐酸氯丙嗪			阿扑吗啡		

【注意事项】

（1）给犬注射前安装好犬嘴笼套，并安抚其情绪，以免受到伤害。

（2）实验完毕也应给2号犬注射盐酸氯丙嗪，以避免呕吐。

思考题

Discuss the antiemetic mechanism of chlorpromazine and its possible clinical application.

实验三十一 | 扭体法评价药物的镇痛作用

【实验目的】　学习镇痛药常用的研究方法，学习扭体法镇痛实验方法，观察哌替啶和阿司匹林镇痛作用的特点和镇痛强度的差异。

【实验原理】　疼痛是临床常见的病证，已经被视为第五生命体征，同体温、呼吸、血压、脉搏一起被视为生命体征的重要指标。大多刺激达到一定阈值均会诱发疼痛。小鼠腹膜有广泛的感觉神经分布，将刺激性化学物质（如醋酸）注入腹腔，可引起腹膜的大面积且较持久的疼痛刺激，使小鼠产生间歇性发作的"扭体"反应(腹部内凹、躯干与后肢伸张、臀部抬起)。为减轻疼痛,在临床上常用的镇痛药,一般都通过提高痛觉阈值来达到镇痛目的。

【实验动物】　小鼠 6 只,18～22 g,性别不限。

【实验器材和药品】

1. **器材**　电子体重秤、1 mL 注射器、小鼠灌胃器。

2. **药品**　0.6%醋酸溶液、0.4%哌替啶溶液、6%阿司匹林溶液。

【实验方法】

(1) 取健康小鼠 6 只,称重,编号并随机分为 3 组。

(2) 第 1 组小鼠腹腔注射 0.4%盐酸哌替啶溶液 40 mg/kg(0.1 mL/10 g);第 2 组小鼠灌胃 6%阿司匹林混悬液 600 mg/kg(0.1 mL/10 g);第 3 组小鼠腹腔注射 0.1 mL/10 g 生理盐水作为对照。给药后 30 min,3 组鼠均腹腔注射 0.6%醋酸溶液 0.2 mL。

(3) 观察 10 min 内产生扭体反应的动物数。

【结果处理】　将实验结果填入表 6-17,收集各实验组数据。

表 6-17　注射药物后各鼠扭体反应次数

组别	编号	体重	药物注射剂量	醋酸注射剂量	10 min 内扭体反应次数
哌替啶组	1				
	2				
阿司匹林组	3				
	4				
生理盐水组	5				
	6				

依照下述公式计算药物镇痛百分率,并将结果填入表 6-18,观察哌替啶和阿司匹林镇痛作用的强弱。

$$药物镇痛百分率 = \frac{给药组无扭体反应数 - 对照组无扭体反应数}{对照组无扭体反应数} \times 100\%$$

表 6‑18　注射药物后各组镇痛百分率

组别	鼠数	有扭体反应鼠数	无扭体反应鼠数	镇痛百分率
哌替啶组				
阿司匹林组				
生理盐水组				

【注意事项】

(1) 低温下小鼠不易发生扭体反应,实验室温度不能低于 20℃。

(2) 小鼠体重不宜过低,因低体重小鼠的扭体反应发生次数较少。

(3) 醋酸易挥发,0.6％醋酸溶液应现用现配,以免失效。

实验三十二 │ 热板法评价药物的镇痛作用

【实验目的】 学习镇痛药常用的研究方法和热板法镇痛实验方法,观察哌替啶和阿司匹林镇痛作用的特点和镇痛强度的差异。

【实验原理】 小鼠足底无被毛,皮肤裸露,因此在温度为 55℃的热金属板上受热即产生疼痛反应,表现为舐后足、踢后腿等现象。哌替啶为人工合成类阿片受体激动剂,具有强大的镇痛作用,对于大多数急性痛和慢性痛均有较好的镇痛效果。阿司匹林属于解热镇痛药,通过抑制环氧酶活性阻止炎性介质的合成,发挥解热镇痛及抗炎作用,对于慢性钝痛效果较好。

【实验动物】 小鼠数只,雌性,18～22 g。

【实验器材和药品】

1. **器材** 电子体重秤、热板测痛仪、1 mL 注射器,小鼠灌胃针。

2. **药品** 0.4％哌替啶溶液、6％阿司匹林溶液及生理盐水。

【实验方法】

(1) 将小鼠置于热板仪上,将热板仪调至(55±0.5)℃,以小鼠舐后足为验证方法,测定小鼠正常痛阈值(即痛阈反应时间,指从小鼠放入热板仪到出现舐后足的时间)。将跳跃以及反应时间＜5 s 或＞30 s 者剔

除。每只小鼠重复测量痛阈值 2 次,以两次的平均值作为给药前的痛
阈值。

(2) 给药:选择痛阈值合格的小鼠 6 只,称重,编号后分为 3 组。其中第
1 组小鼠腹腔注射 0.4% 盐酸哌替啶溶液 40 mg/kg(0.1 mL/10 g);第 2 组小
鼠灌胃 6% 阿司匹林混悬液 600 mg/kg(0.1 mL/10 g);第 3 组小鼠腹腔注射
0.1 mL/10 g 生理盐水作为对照。

(3) 给药后 15、30、45、60 min 后依照上述方法再次测定各个小鼠的痛
阈值,如小鼠在 60 s 内仍无疼痛反应,应立即取下小鼠并按照 60 s 计算痛
阈值。

【结果处理】 将实验结果填入表 6-19,收集各实验组数据。

表 6-19 注射药物后各时间点痛阈值统计

组别	编号	体重	药物注射剂量	各时间点痛阈值/s			
				15 min	30 min	45 min	60 min
哌替啶组	1						
	2						
阿司匹林组	3						
	4						
生理盐水组	5						
	6						

而后依照下述公式计算药物痛阈提高百分率。

$$痛阈提高百分率 = \frac{给药后平均痛阈值 - 给药前平均痛阈值}{给药前平均痛阈值} \times 100\%$$

获得每只小鼠痛阈提高百分率后,收集全实验室的数据,统计后取平均
值,填入表 6-20,并根据不同时间的痛阈提高百分率作图,横坐标代表时
间,纵坐标代表痛阈提高百分率(示例图如图 6-6 所示),画出各药的曲线,
比较各药的镇痛强度、作用开始时间及维持时间。

表6-20 注射药物后各组镇痛百分率

组别	痛阈提高百分率			
	15 min	30 min	45 min	60 min
哌替啶组				
阿司匹林组				
生理盐水组				

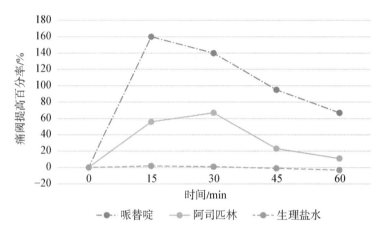

图6-6 不同药物引起的小鼠痛阈的改变(示例图)

【注意事项】

(1) 小鼠应选择雌性,因雄性小鼠遇热时睾丸下垂,阴囊对于热金属板的反应性过强,影响测定的准确性。

(2) 室内温度在控制在15～20℃,此温度下小鼠对痛反应较灵敏。

思考题

What are the differences between the effects of pethidine and aspirin, and what problems should be paid attention to in clinical application?

实验三十三 ｜尼可刹米对抗吗啡的呼吸抑制作用

【实验目的】　观察尼可刹米对吗啡抑制呼吸作用的缓解效果。

【实验原理】　研究显示,治疗量的吗啡便足以抑制呼吸,减慢呼吸频率,降低潮气量。此外,呼吸抑制也是吗啡急性中毒致死的主要原因。尼可刹米可以直接兴奋延髓呼吸中枢,使呼吸加深加快,用于中枢呼吸抑制及循环衰竭,麻醉药及其他中枢抑制药的中毒反应。

【实验器材和药品】

1. 器材　兔秤、1 mL注射器、2 mL注射器。
2. 药品　1%盐酸吗啡溶液、2.5%盐酸尼可刹米溶液。

【实验动物】　家兔1只,体重2~2.5 kg,雌雄不限。

【实验方法】

(1) 取家兔1只,称重,观察正常呼吸幅度及频率。

(2) 对家兔耳缘静脉快速注射1%盐酸吗啡溶液0.7 mL/kg,观察家兔的呼吸频率,当家兔呼吸受到明显抑制时,由耳缘静脉再次缓慢注射2.5%尼可刹米溶液1~2 mL,观察呼吸变化情况。

【注意事项】

(1) 吗啡的注射速度应先快后慢,根据呼吸抑制的情况进行调节。

(2) 尼可刹米必须缓慢注射,否则可致惊厥死亡。

思考题

What are the main symptoms of acute morphine abuse?

实验三十四 ｜丙烯吗啡的促戒断症状作用

【实验目的】　观察丙烯吗啡对吗啡依赖性小鼠戒断症状的促发作用,了解丙烯吗啡应用于吗啡成瘾个体的协助诊断的机理。

【实验原理】 丙烯吗啡可以用于吗啡类及合成麻醉药哌替啶等急性中毒的解救,本品无成瘾性,但能迅速促发成瘾者的戒断症状,亦可用于侦察成瘾者,协助诊断。

【实验动物】 小鼠8只,体重18~22 g,雄性。

【实验器材和药品】

1. **器材** 注射器、鼠笼、高型玻璃钟罩或高型烧杯。

2. **药品** 0.2%盐酸吗啡溶液、生理盐水、0.5%盐酸丙烯吗啡溶液。

【实验方法】

(1) 取小鼠8只,编号,分为两组。

(2) 按照下述时间节点及给药剂量(单位:mL/10 g)给药(表6-21)。

表6-21 诱导小鼠吗啡成瘾模型的注射时间表

组别	药物及途径	第1天					第2天	
		9:00	10:00	11:00	13:00	14:00	9:00	11:00
成瘾组	0.2%盐酸吗啡,ip	0.04	0.08	0.13	0.25	0.5	0.25	0.5
对照组	生理盐水,ip	0.04	0.08	0.13	0.25	0.5	0.25	0.5

(3) 第2天13:00给每鼠腹腔注射盐酸烯丙吗啡注射液0.5 mg/10 g (0.5%盐酸丙烯吗啡溶液0.1 mL/10 g)后,迅速将小鼠放入高型玻璃钟罩或高型烧杯中,观察小鼠的反应。以小鼠4足离开桌面跃起为戒断症状指标,观察戒断症状是否出现,并记录1 h内小鼠的跳起次数。

【结果处理】 将实验结果填入表6-22,收集全实验室结果进行统计,观察成瘾组和对照组在出现戒断症状上是否存在差异。

表6-22 丙烯吗啡的促戒断症状作用

组别	鼠号	是否出现戒断症状	1 h内跳跃次数
成瘾组	1		
	2		
	3		
	4		

续表

组别	鼠号	是否出现戒断症状	1h内跳跃次数
对照组	1		
	2		
	3		
	4		

【注意事项】　为避免动物损伤,钟罩或烧杯应尽量足够高,建议高50 cm。

 思考题

What are the mechanisms underlies the dependence of addictive analgesics? How should the abuse of such drugs be avoided?

实验三十五 纳洛酮对急性吗啡中毒的解救作用

【实验目的】　观察吗啡急性中毒的症状及纳洛酮的解救作用。

【实验原理】　治疗量的吗啡便可以抑制呼吸,导致呼吸频率减慢,每分通气量及潮气量减少,其中以呼吸频率减慢尤为突出,随着吗啡用量的增加,出现呼吸浅慢、叹息样呼吸,呼吸频率逐渐降低至每分钟3～4次,进入昏迷状态,并导致机体死亡。呼吸麻痹是吗啡中毒致死的主要原因。纳洛酮结构与吗啡类似,为阿片受体竞争性拮抗剂,对各型阿片受体都有阻断作用,是阿片类药物过量引起的呼吸抑制和昏迷的首选用药,可迅速改善呼吸,使意识清醒。

【实验动物】　大鼠1只,220～300 g,性别不限。

【实验器材和药品】

1. 器材　大鼠固定台、二道生理记录仪(或自动平衡记录仪)、张力传感器、天平、剪刀、组织镊、注射器及止血钳。

2. 药品　1%盐酸吗啡溶液、0.02%纳洛酮溶液、20%乌拉坦溶液。

【实验方法】

(1) 大鼠称重,通过腹腔注射乌拉坦 75 mg/100 g 麻醉处理后,仰卧位固定,在剑突下腹直肌处缝一丝线,连于张力传感器上,连接二道生理记录仪。

(2) 描记正常呼吸曲线(纸速 1 mm/s,灵敏度 0.5 mV/cm)。在呼吸曲线正常描记的情况下,经股静脉或尾静脉先慢后快地注射 1% 盐酸吗啡溶液 0.1 mL/100 g,观察呼吸频率和幅度有无被抑制,当大鼠呼吸明显被抑制时,经股静脉或尾静脉缓慢注射 0.2 mL/100 g 的 0.02% 纳洛酮溶液,观察大鼠的呼吸频率和幅度是否有所恢复。

(3) 取下描记图纸,分别测量正常麻醉状态下、吗啡注射后和纳洛酮解救后的呼吸曲线频率和幅度。

【结果处理】 将实验结果填入表 6‑23。收集全实验室结果进行统计,观察注射吗啡前后大鼠的呼吸频率和幅度是否发生了显著性改变,且纳洛酮解救前后大鼠的呼吸频率和幅度是否发生了显著性改变。

表 6‑23 纳洛酮对急性吗啡中毒的解救作用

观察内容	注射吗啡前	注射吗啡后	纳洛酮解救后
大鼠呼吸频率/(次/min)			
大鼠呼吸幅度/mm			

【注意事项】

(1) 静脉注射吗啡后 5~10 min 即可出现明显的呼吸抑制现象,纳洛酮静脉注射 2 min 后即起效。

(2) 为保证能出现明显呼吸抑制现象,吗啡应用快速注射的方式给药。

(3) 本实验也可用家兔代替,药物由耳缘静脉注射,剂量为 1% 盐酸吗啡溶液 2 mL/kg,0.02% 纳洛酮溶液 2 mL/kg。

思考题

What is the mechanism by which naloxone can block the respiratory inhibition of morphine? What is the clinical application of naloxone?

实验三十六｜局灶性脑缺血再灌注损伤动物模型制作及药物的保护作用

【实验目的】　学习大鼠大脑中动脉栓塞（middle cerebral artery occlusion，MCAO）所致的局灶性脑缺血再灌注（brain ischemia/reperfusion，I/R）损伤模型的制作方法。观察药物对所致的脑梗死体积及神经症状的影响，了解抗脑缺血药物的评价方法。

【实验原理】　脑中风，又叫作脑卒中，是一种急性脑血管病变，主要包括出血性脑卒中和缺血性脑卒中，其中缺血性脑卒中占80％～85％，严重危害了人类健康。在最短的时间恢复患者的血液灌注，是挽救患者生命，降低伤残率的最重要治疗方式。研究数据显示，每延迟1 min治疗，将会有数以百万计的脑细胞死亡，脑卒中轻则导致偏瘫、失语，重则导致死亡。一旦耽误了治疗最佳时间，治疗的效果也会大打折扣。一般而言，脑卒中的最佳治疗时间窗为发病后的6 h内，即争取在发病6 h内有效去除血栓等引起影响血液供应的因素，但灌注治疗后通常伴随着I/R的出现，因此通过建立脑I/R损伤模型，开发出可以缓解脑I/R的药物，是目前亟待解决的问题。可惜的是，人们很难在动物模型上重现脑I/R损伤。因为脑卒中的发生不可预知，诱因复杂多变，而动物实验要求的是条件可控，模型的精确性和稳定性都要可靠，因而动物模型也往往只能覆盖其中个别方面的特点。目前常用的方法有全脑缺血模型（4血管阻断模型，4VO）、双侧颈总动脉持久性结扎（2VO）、MCAO模型。此外，还有大脑中动脉电凝阻断模型、光化学法诱导模型、局灶血栓注入法等。其中最为常用的为MCAO模型。该模型从颈外动脉插入栓线，经颈内动脉到大脑前动脉，机械性阻断大脑中动脉处的血供以此建立大脑中动脉缺血模型。该方法不需开颅，对I/R的还原度高，同时也便于精确控制缺血及再灌注的时间，但是该方法并非直视下的手术，对操作人员的技术水平要求较高。TTC（2，3，5-氯化三苯基四氮唑）是脂溶性光敏感复合物，是呼吸链中吡啶-核苷结构酶系统的质子受体，与正常组织中的脱氢酶反应，变成还原型的TTC-red而呈红色。脑缺血后，缺血区域内的神经细胞坏死,缺乏脱氢酶,故不能将其还原,而使该区脑组织颜色呈白色。尼莫地平不仅可以通过抑制胞外的 Ca^{2+} 内流和胞内钙库的释放,抑制钙超载的发生;还可以降低 I/R 后自由基的生成,减轻脂质过氧化反应及生物膜损伤,从而明显缓解脑缺血再灌注损伤。

【实验动物】　大鼠 4 只,体重 280~330 g,雄性。

【实验器材和药品】

1. **器材**　大鼠手术台、常规手术器械一套、动脉夹、止血钳、缝合针、缝合线、电凝笔、直径 0.26 mm 的线栓、冷光源 LED 灯。

2. **药品**　3%戊巴比妥钠溶液、2%TTC、0.02%的尼莫地平注射液、生理盐水。

【实验方法与步骤】

(1) 大鼠称重,编号并随机分组后,用 3%戊巴比妥钠溶液(3 mg/100 g)行腹腔注射麻醉。麻醉后将大鼠以仰卧位固定在大鼠操作台上。去除颈部正中被毛后用 75%乙醇对皮肤进行消毒,沿颈部正中以一纵向切口切开皮肤,沿正中钝性分离两侧鼓泡腺体,暴露颈前肌群,沿胸锁乳突肌内缘分离肌肉和筋膜,暴露颈总动脉、颈内动脉和颈外动脉,并在颈外动脉下穿两线备用。在尽量靠近远心端的地方结扎颈外动脉,结扎后使用电凝笔灼断颈外动脉,而后使用动脉夹夹闭颈总动脉的近心端以及颈内动脉的远心端,并用显微眼科剪在颈外动脉残端上剪一 V 形小口,再由此口将线栓向颅内方向插入,深度约为 18 mm,如鱼线卡在 10 mm 处,提示有可能鱼线误入翼颚动脉;如鱼线卡在 16 mm 处,则可能鱼线卡在了入颅处,此时应将栓线轻轻拔出,调整方向再次插入。插入栓线后,颈外动脉残端口用缝合线给予结扎以防止出血。缝合伤口 1 h 后再次打开颈部正中手术切口,使用动脉夹夹闭颈总动脉后,缓慢拔出线栓,并结扎颈外动脉残端伤口,操作完毕后给予大鼠皮下注射青霉素 8 万单位/只。对于尼莫地平组,在再灌注的同时尾静脉注射尼莫地平注射液 0.07 mg/kg,而对于生理盐水组,在再灌注的同时进行尾静脉注射等量的生理盐水。

(2) 动物再灌注手术 24 h 后,对实验动物使用行为学评分。评分方法为 Zea Longa 评分法。具体评分标准如表 6 - 24 所示。

表 6-24　Zea Longa 评分法

评分	症状
0	无神经行为学缺陷
1	不能伸展左前肢
2	向左侧旋转
3	向左侧瘫倒
4	不能自主移动或陷入深度昏迷中

　　评分后将动物处死,断头取脑,将鼠脑置于脑模中于视交叉平面垂直向下做冠状切面,每隔 2 mm 做一切片,每只鼠脑切成 6 片。随后将脑片置于 1.5% 的 TTC/PBS 溶液中,37℃下避光孵育 10 min,待脑片中的未损伤部位染色成为红色后取出,此时梗死部位未被染色而呈白色。取出脑片放入 4% 多聚甲醛 PBS 缓冲液中进行固定。24 h 后将脑片按照顺序排列整齐并拍照保存。

　　3. 使用 ImageJ 图像分析软件统计每个脑片的梗死面积,损伤侧面积以及正常侧面积。

$$脑梗死体积百分比(\%)=梗死面积/(2×正常侧面积)×100\%$$
$$水肿体积百分比(\%)=(损伤侧面积-正常侧面积)/(2×正常侧面积)×100\%$$

　　【结果处理】　将实验结果填入表 6-25,收集全实验室结果,进行统计,观察注射尼莫地平组和生理盐水组大鼠的行为学,以及脑梗死体积百分比和水肿体积百分比是否存在显著性差异。

表 6-25　尼莫地平对大鼠脑缺血再灌注后行为学和脑损伤的影响

组别	鼠号	行为学评分	梗死体积百分比	水肿体积百分比
尼莫地平组	1			
	2			
生理盐水组	3			
	4			

　　【注意事项】

　　(1) 不同体重的大鼠颈内动脉粗细不同,因此应选择与目标大鼠体重相适配的栓线。此外,插线栓时可能会导致动脉破裂从而引起蛛网膜下腔出血。因此,插线时切忌让线栓顶端到分叉的距离超过 19 mm,以免血管破裂而导致动物死亡。

（2）拔栓时,需要开皮进行,在无阻力的情况下取出线栓,避免拉拽使血管断裂。

（3）行为学评分方法除了 Zea Longa 评分法以外,还包括网格法、网屏法、吊绳法以及 Garcia and Bederson 评分法等。

（4）术后注意动物保暖,应用小棉被将动物盖上,并置于干燥清洁的垫料上。

❓ 思考题

What is the possible mechanism of nimodipine in the treatment of cerebral ischemia-reperfusion injury?

参考文献 ···

［1］樊开阳,朱丽娜,张文利,等. MPTP 诱导小鼠帕金森病亚急性模型和慢性模型的比较［J］. 中国老年学杂志,2017,37(1):4 - 6.

［2］刘辉,陈俊抛,田时雨,等. 海马注射 β 淀粉样蛋白对大鼠学习记忆及局部神经元的损伤作用［J］. 中华神经科杂志,2000(3):21 - 23,64.

［3］YANG P F, WANG Z Z, ZHANG Z, et al. The extended application of The Rat Brain in Stereotaxic Coordinates in rats of various body weight ［J］. Neurosci Methods,2018,307:60 - 69.

（杨鹏飞）

第七章

循环系统药物实验

实验三十七 | 强心苷对急性酒精中毒引发心力衰竭的治疗

【实验目的】 了解乙醇对心脏的毒性作用;观察强心苷类药物对心功能不全的治疗作用。

【实验原理】 急性乙醇中毒引起心血管损害日益受到关注。严重急性乙醇中毒后,大量的乙醇及其代谢产物乙醛在血液中蓄积,不但对中枢神经系统有严重损害,对心血管系统也会造成不同程度的损害,且易诱发冠状动脉痉挛,导致心律失常,甚至心源性猝死。

【实验动物】 家兔,2.5~3.0 kg,雌雄不限。

【实验器材和药品】

1. 器材 BL - 420/820 生物机能实验系统、恒速输液泵、小动物除毛器、手术器械(手术刀、剪毛剪、组织剪、眼科剪、眼科镊、止血钳)、动脉夹、注射器(1 mL、5 mL、10 mL、20 mL)、烧杯、针头、纱布、手术线、托盘、手术灯及家兔手术台。

2. 药品 毛花苷丙(西地兰)注射液、0.2%肝素溶液、生理盐水、用生理盐水稀释为 0.2 g/mL(250 mL/L)乙醇溶液备用。

【实验方法】

(1) 取健康家兔,称重。以戊巴比妥钠溶液耳缘静脉注射 30 mg/kg 麻醉,背位固定于手术台上,颈部及四肢的体毛剪去。

(2) 沿家兔颈部正中切开皮肤,于气管左侧小心地分离左侧颈总动脉,用2％肝素生理盐水排除颈总动脉插管内气泡,以免影响压力的传导,将连于生物机能实验系统的动脉插管向心脏方向插入,测动脉血压(blood pressure,BP)。分离左侧颈外静脉并插管连接恒速输液泵,以备给药用。分离右侧颈总动脉,将连于生物功能实验系统的心室导管向心方向插入左心室内,左心室收缩压(left ventricular systolic pressure,LVSP)、左心室舒张压(left ventricular diastolic pressure,LVDP)、左心室舒张末压(left ventricular end-diastolic pressure,LVEDP)、左心室内压上升最大速率($+$dp/dt max)、左心室内压下降最大速率($-$dp/dt max)、收缩压(systolic blood pressure,SBP)、舒张压(diastolic blood pressure,DBP)、平均动脉压(mean blood pressure,MBP)等指标。

(3) 用止血钳钝性分离气管,T形剪开气管,插入气管插管并结扎固定,吸取气管插管内的分泌物保持气管通畅。调节小动物呼吸机,潮气量12～15 mL,呼吸比为1：2,呼吸频率30～40次/min,呼吸压力1.5～2.5 kPa。

(4) 安放心电电极,手术完毕。于四肢皮下插入心电针电极,红色导线连接右上肢,黄色导线右下肢,绿色导线左下肢,测定家兔Ⅱ导联心电图(electrocardiogram,ECG)。

(5) 毛花苷丙(西地兰)注射液用5％葡萄糖注射液按1：2的比例稀释,备用。

(6) 观察项目

1) 记录正常血流动力学各项指标:手术后稳定10 min,生物机能实验系统记录ECG、LVSP、LVDP、LVEDP、$+$dp/dt max、$-$dp/dt max、SBP、DBP、MBP。

2) 复制心力衰竭(简称心衰)模型:开启恒速泵,以恒速颈外静脉注射0.2 g/mL乙醇溶液静脉恒速输入,输液速度为1.0 mL/min,以$+$dp/dt max下降≥40％时认为达到心衰标准。

3) 心衰模型复制成功后,采用静脉恒速给予毛花苷丙(西地兰)溶液1.0 mL/min,连续输入药物,观察血流动力学各项指标90 min内的变化,记录给药开始及结束时间。

4) 于心衰前、心衰期、给药(毛花苷丙)后10、20、30、45、60、90 min分别记录血流动力学各指标变化。

（7）实验结果计算：

1）药物治疗量：$\pm dp/dt$ 增至峰值 1/2 时的药物累计量。

2）最大值有效量：$\pm dp/dt$ 增至峰值时的药物累计量。

【注意事项】

（1）恒速输液泵流速实验前已调好，实验中途不要随意变动，否则影响实验结果。

（2）复制心衰模型时，事先准备好治疗药物。

（3）动物个体差异大，血压下降太快出现意外，要及时抢救。

（4）压力换能器使用前要充满 0.2% 肝素生理盐水，并注意相连的三通开关方向，防止血液回流到换能器中，如有血液，必须冲洗干净。

？思考题

（1）What are the characteristics of the positive inotropic effects of cardiac glycosides in heart failure?

（2）酒精中毒对心脏功能有何影响？

实验三十八｜药物对大鼠急性心肌梗死的影响

【实验目的】　掌握大鼠急性心肌梗死模型的建立方法；了解急性心肌梗死时心电图、血压、心肌梗死面积、血清酶学及病理学等指标的变化。

【实验原理】　心肌梗死是严重危害人类健康的心血管疾病，也是主要致死因素之一。通过开胸结扎大鼠左冠状动脉前降支是最常用的心肌梗死模型制备方法。通过对受试药物的观察，了解药物治疗急性心肌缺血的效果，借此达到筛选抗心肌缺血药物的目的。

【实验动物】　Wistar 大鼠，雄性，200～240 g。

【实验器材和药品】

1. 器材　BL‐420/820 生物机能实验系统、生化分析仪、手术台、手术灯、常规手术器械、注射器（5 mL）、脱脂棉球、离心机、小动物呼吸机、恒温水浴箱、电子秤、电子天平、脱毛膏、大鼠开胸器、缝合针及缝合线。

2. **药品** 10％戊巴比妥钠溶液、盐酸利多卡因注射液、硝酸甘油、0.2％肝素生理盐水、1％氯化三苯基四氮唑(TTC)、伊文思蓝(Evens blue)染液、生理盐水、生化指标检测试剂盒包括肌酸磷酸激酶(creatine phosphokinase, CPK)、乳酸脱氢酶(lactate dehydrogenase, LDH)、天冬氨酸转氨酶(aspartase aminotransferas, AST)、超氧化物歧化酶(superoxide dismutase, SOD)及丙二醛(malondialdehyde, MDA)。

【实验方法】

(1) 将大鼠随机分为假手术组、模型组及治疗组。

(2) 大鼠称重,腹腔注射10％戊巴比妥钠溶液0.3 mL/100 g麻醉,待大鼠角膜反射消失,腹部肌肉张力减退后,将麻醉大鼠仰卧位固定于手术台,用脱毛膏除去颈部正中、左前胸、四肢处的体毛。

(3) 将大鼠四肢与心电电极相连,红色导线连接右上肢,黄色导线连接左上肢,绿色导线连接左下肢,黑色导线连接右下肢,观察麻醉后大鼠Ⅱ导联心电图。

(4) 沿大鼠颈部正中切开皮肤,用止血钳钝性分离出气管,在气管旁边寻找右侧颈总动脉并分离,然后在右侧颈总动脉下部穿两根线,一根靠头端结扎,另一根靠心脏端打活结备用并安装动脉夹,然后将动脉剪口,插入连接压力换能器的颈总动脉插管,实时监测血压变化。

(5) 沿大鼠气管剪一倒T形小口,插入气管插管并结扎固定,吸取气管插管内的分泌物保持气管通畅。调节小动物呼吸机,潮气量8～12 mL,呼吸比为1∶2,呼吸频率60～70次/min,呼吸压力1.5～2.5 kPa。

(6) 沿大鼠剑突上方延体轴正中向颈部剪2 cm左右开口,延胸肌走行方向用止血钳钝性分离使胸肌暴露肋骨,在第4～5肋间打开胸腔,立即将气管插管与呼吸机相连,观察大鼠胸部起伏幅度,保证呼吸压力为1.5～2.5 kPa。然后用开胸器牵拉肋骨,注意不要损伤肺部,以免大量出血,暴露心脏,破坏心包膜。稳定30 min左右。

(7) 轻按大鼠腹部,将心脏挤出胸腔,在肺动脉干与左心耳之间寻找左冠状动脉前降支主干,平左心耳下缘结扎左冠状动脉前降支,结扎动作要轻柔迅速,并使用活结,尽量减少对心脏的损伤,控制在1 min内完成。结扎后将心脏放回胸腔。以Ⅱ导联 ST 段弓背向上抬高,持续 30 min 以上作为模型成功的标志。假手术组仅左冠状动脉下穿线不结扎。治疗组造模前 30 min 腹腔注射硝酸甘油 0.3 mg/kg。观察缺血和再灌期间血压、心电图等改变。

(8) 手术结束后,通过颈总动脉取血 5～8 mL,经颈总动脉缓慢静脉注射 2% 伊文思蓝染液,2 min 后处死动物,将心脏取出,用生理盐水洗净心脏内残血,剪下右心室,在结扎线下方将心脏切成 1～2 mm 厚的心肌片 5 片,用生理盐水冲洗干净。然后将心肌片放入 1% TTC 缓冲液中,37℃ 染色 15 min,染色过程中不断摇动染色液使之与心肌充分接触,染色后立即用水冲洗掉多余的染料,对心肌片进行拍照。心肌片被染成 3 种不同颜色,蓝色区域为正常心肌组织,红色区域为缺血心肌组织,未被染色区域为梗死心肌组织。

(9) 其他观察指标:

1) 心电图和血压:一般Ⅱ导联心电图在缺血后 5 min 表现为 ST 段明显抬高。心肌缺血后 5～20 min 和再灌注 0～20 min 期间是心律失常的集中发生区,尤其是室速和室颤等恶性心律失常发生时血压下降明显,严重影响心脏的血液灌注。

2) 心肌缺血与梗死范围的测量:将拍摄的照片经面积计算软件统计,计算出每片心肌片左心室面积(left ventricular,LV)、梗死区面积(infarction size,IS)。

$$心肌梗死面积(\%) = \frac{TTC\ 未染色面积(IS)}{左心室总面积(LV)} \times 100\%$$

3) 血清酶学的测量:实验结束后大鼠腹主动脉取血,2 500×10⁻⁶ 离心 10 min,取上清液进行酶学检测,包括 CPK、LDH、AST、SOD 及 MDA 等。

4) 病理组织学检查:将染色后的心肌片放入中性甲醛溶液中固定,进行后期的组织病理学检查。

【注意事项】

(1) 结扎部位和深度是模型成功的关键。平左心耳根部进针,在肺动脉圆锥旁出针,深度为 0.3～0.5 mm,缝线过浅易于脱落,血管结扎不完全,过深易致传导阻滞。

(2) 注意严重心律失常,如室颤时常伴有血压迅速下降至 0,有些大鼠可自行恢复节律,当持续时间超过 30 s 仍未恢复者,可按压心脏和电刺激使其恢复心脏节律。

（3）连接压力换能器的颈总动脉插管使用前事先充满 2% 肝素生理盐水,以排除颈总动脉插管内气泡,以免影响压力的传导,并防止插管后血液在插管内凝固。

❓思考题

（1）生化指标的酶学检测 CPK、LDH、AST、SOD 及 MDA 指标分别表示何种意义?

（2）What are the mechanisms of myocardial ischemic injury?

实验三十九 | 药物对离体心脏灌流模型血流动力学的影响

【实验目的】　学习制备 Langendorff 离体心脏灌流模型,并观察药物对血流动力学的影响。

【实验原理】　Langendorff 离体心脏灌流模型是 1895 年德国生理学家 Oscar Langendorff 发明的哺乳动物离体心脏灌流装置。此模型是在主动脉瓣处于关闭状态时,灌注液通过主动脉根部的冠状动脉开口灌注冠状动脉循环,最后从冠状静脉窦流入右心房,与生理状态下灌流方向相反的逆行灌流装置。由于其排除了神经体液的干扰,具有良好的稳定性、较高的可重复性、仪器设备价廉、操作简单等优点,因而在心血管研究领域广泛应用。

【实验动物】　Wistar 大鼠,体重 180~200 g,雌雄不限。

【实验器材与药品】

1. 器材　Langendorff 灌流装置、恒温浴槽、BL - 420/820 生物机能实验系统、蠕动泵、恒流泵、电子分析天平、蒸馏水、培养皿、烧杯、玻璃棒、注射器(5 mL)、眼科剪、眼科镊、血管夹等手术器械。

2. 药品　0.2% 肝素溶液、20% 乌拉坦溶液、0.01% 毛花苷丙溶液。

【实验方法】

（1）配制洛氏液,调节 pH 值至 7.3~7.4 并过滤。

（2）洛氏液配方如下。

表7-1 洛氏液配方

氯化钠 （NaCl）	氯化钾 （KCl）	氯化钙 （CaCl$_2$）	碳酸氢钠 （NaHCO$_3$）	葡萄糖 （Glucose）	蒸馏水 （H$_2$O）
9.0 g	0.42 g	0.24 g	0.1～0.3 g	1.0～2.5 g	定容至 1000 mL

（3）调节恒温灌流装置，灌注装置使用前用循环水浴箱进行预热，心脏灌注的液体也经过蛇形管加热，以便将心脏的温度控制在（37 ± 0.5）℃，将洛氏液倒入循环装置，尽可能排气泡并开始充氧，将盛有洛氏液的平皿置于冰上。

（4）离体心脏制备：大鼠腹腔注射 0.2％肝素溶液。0.5 mL/100 g，腹腔注射 20％乌拉坦溶液麻醉 0.5 mL/kg 麻醉。将麻醉大鼠固定在实验台上，寻找解剖标志剑突，沿胸骨下缘剪开胸腔，轻轻剪开心包，游离心脏周围的结缔组织，并找到心底部的主动脉等血管结构。沿心底部迅速横断主动脉，将心脏取出并放入提前准备的装有洛氏液的平皿，轻轻挤去心腔中的残余血液，剪去多余组织，游离主动脉根部。在剪取心脏时，留取 2 mm 以上的主动脉，以便将离体大鼠心脏悬挂于灌注装置上。

（5）修剪心脏，剪去多余的组织，在 30 s 内将心脏悬挂于 Langendorff 灌注装置上，并以 10 mL/min 的流速向主动脉灌入 95％ O$_2$ 和 5％ CO$_2$ 混合气饱和的洛氏液。

（6）在大鼠心脏的左心房做一切口，将乳胶压力监测球囊缓慢通过切口并置入左心室。调节球囊容积将 LVEDP 控制在 0～10 mmHg 之间，然后保持球囊的容积固定不变。球囊的末端连接压力传感器并与电脑相连。

（7）稳定 10 min，采用生物机能实验系统记录 LVSP、LVDP、LVEDP、$+\mathrm{d}p/\mathrm{d}t\,\mathrm{max}$、$-\mathrm{d}p/\mathrm{d}t\,\mathrm{max}$。

（8）从主动脉插管侧支缓慢泵入强心苷，观察给药前、给药后 10、20、30、45、60 及 90 min 的 LVP、LVEDP、HR、$\pm\mathrm{d}p/\mathrm{d}t\,\mathrm{max}$ 的影响。

【注意事项】

（1）摘取心脏速度要快，仔细，应排空心脏内淤血。

（2）向主动脉插入心脏套管时不宜过深，以防损伤主动脉瓣及堵塞冠状动脉入口。

（3）制备离体心脏时不要伤及窦房结，主动脉插管不宜过深，以免堵住冠状动脉口，更不要插入左心室内。

（4）灌流压力保持恒定，使灌流液面与心脏距离 50～80 cm 高度。根据心脏大小调节一定高度。灌流液要保持充足的氧气和 37℃ 的温度。

❓ 思考题

（1）试述强心苷对在体和离体心脏的正性肌力作用的区别。

（2）What is the Langendorff heart?

实验四十 ｜ 丹参的耐缺氧实验

【实验目的】　观察丹参对小鼠缺氧耐受力的影响。

【实验原理】　缺氧是临床多种疾病共有的病理过程，是许多疾病引起死亡的重要原因。大气中的氧通过呼吸进入肺泡，并弥散入血液，与血红蛋白相结合，由血液循环输送到全身，最后被组织、细胞摄取利用。其中任何一个环节发生障碍都能引起缺氧。当组织、细胞得不到充足的氧，或不能充分利用氧时，组织、细胞的代谢、功能和形态结构发生异常变化的病理过程称为缺氧。本实验是冠心病药物的初筛方法。

【实验动物】　小鼠，雌雄不限，20～22 g。

【实验器材和药品】

1. **器材**　注射器（1 mL）、灌胃针、250 mL 广口瓶、秒表、电子秤、塑料烧杯、小鼠笼、干棉球、湿棉球及棉签。

2. **药品**　丹参注射液、钠石灰、生理盐水、苦味酸及聚维酮。

【实验方法】

（1）将 250 mL 广口瓶内加入钠石灰 80 g，用以吸收 CO_2 和水分。

（2）取小鼠 4 只，称重分组每组 2 只。将一组中的 1 只小鼠腹腔注射丹参注射液 0.2 mL/10 g，另一只给予等容量的生理盐水作为对照组。给药

15 min 后，将 2 只小鼠同时放入广口瓶中，将瓶盖盖严，观察两鼠的活动，直至死亡，记录死亡时间，求得各小鼠的存活时间。

（3）综合全实验室的实验结果，求得存活时间延长百分率。

【实验结果】　将实验结果记录在表 7-2 中。

表 7-2　丹参注射液耐缺氧实验（$\bar{x} \pm S$）

组别	动物数/只	平均存活时间/s	存活时间延长百分率/%
空白对照组			
给药组			

【注意事项】

（1）所用的广口瓶必须等容量，瓶盖涂凡士林盖紧。

（2）两鼠放入瓶后，避免两鼠互相踩踏。

？思考题

（1）为什么本实验特异性不高？

（2）What is hypoxia?

实验四十一 │ 抗高血压药对动脉血压的作用

【实验目的】　学习研究抗高血压药的急性实验方法，观察药物对麻醉动物的降压作用，并探讨它们的作用部位。

【实验原理】　可乐定是一种中枢性降压药，它主要兴奋延髓背侧孤束核突触后膜 α_2 受体，抑制交感神经中枢的传出冲动，使外周血管扩张，也作用于延髓嘴端腹外侧区的咪唑啉受体，使交感神经张力下降，外周血管阻力降低。尼群地平是一种外周性降压药，它能够与血管平滑肌细胞上的钙离子通道蛋白结合，从而阻滞钙离子的内流，抑制血管收缩效应，从而发挥降压的作用。

【实验动物】　家兔。

【实验器材和药品】

1. **器材**　BL‑420/820 生物机能实验系统、兔手术台、手术灯及手术器械等。

2. **药品**　20％乌拉坦溶液、0.01％去甲肾上腺素溶液、0.04 mg/mL 尼群地平溶液及 0.006％可乐定溶液。

【实验方法】

（1）手术操作步骤如图 7‑1 所示。

称重，麻醉，固定（20％乌拉坦溶液，5 mL/kg）

解剖，钝性分离（两侧颈总动脉）
穿线（左侧颈总动脉穿线2根，右侧穿1根）

近心端 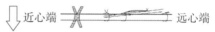 远心端

耳缘静脉注射0.5％肝素溶液0.5 mL

调整换能器：排气泡和调零

插管：结扎远心端，近心端主动脉夹夹住，插管，结扎固定

打开动脉夹，电脑出现血压曲线

图 7‑1　抗高血压药对动脉血压作用的实验手术步骤

（2）观察指标：观察并描记一段正常血压曲线，记录血压值，然后依次进行下列操作。

1）阻断颈总动脉，用线提起右侧颈总动脉 15 s，记录升压幅度，2 min 后重复一次，等到血压平稳后再完成下一步操作。后面几步操作前也要等血压基本恢复平稳后再操作。

2）静脉推注 0.01％去甲肾上腺素溶液 0.05 mL/kg。

3）静脉推注 0.04 mg/mL 尼群地平溶液 0.5 mL/kg。

4）阻断颈总动脉，用线提起右侧颈总动脉 15 s，记录升压幅度，2 min 后

重复一次,等到血压平稳后再静脉推注 0.01% 去甲肾上腺素溶液 0.05 mL/kg。

5) 静脉推注 0.006% 可乐定溶液 0.5 mL/kg。

(3) 记录实验结果。

【实验结果】 将实验结果记录在表 7 - 3 中。

表 7 - 3　抗高血压药对动脉血压的作用

步骤	剂量/(mL/kg)	血压/kPa	
		给药前	给药后
阻断颈总动脉			
静脉推注 0.01% 去甲肾上腺素溶液			
静脉推注 0.04 mg/mL 尼群地平溶液			
阻断颈总动脉			
静脉推注 0.01% 去甲肾上腺素溶液			
静脉推注 0.006% 可乐定溶液			

【注意事项】

(1) 家兔捉拿方法:右手抓住颈背部皮肤(面积尽量大些),左手托住臀部或者腹部。

(2) 暂时固定扶持方法(麻醉时):左手卡住颈背部,右手压在背部,使腹部完全伏地。

(3) 麻醉方法:①剪毛,剪完放入盛水的烧杯中,避免兔毛到处飞。②耳缘静脉注射,耳缘部位,首先把耳缘的毛拔一下或者用湿纱布擦一下,然后用大的动脉夹夹住静脉的近心端,使静脉充盈。左手将耳缘轻轻拉直,右手15°角进针,针头的坡面向上。进针部位要在远心端,可以先揉搓耳尖,使静脉充盈。③推药速度,先快 1/3,后慢,若已经达到麻醉要求,则不必给完所有药量。④补充麻醉药的方法,总剂量的 1/5,缓慢推注,麻醉药量要掌握好颈总动脉和迷走神经的特征,如颜色、位置深、搏动感等。⑤神经伴行,一定要分离出神经,暴露 3～5 cm 血管,避免伤及和牵拉神经等。

（4）换能器的高度和排气泡的目的,避免缓冲压力信号。

（5）几处的结扎要求:分离过程和操作过程中可适时用湿纱布覆盖,因为是创伤刺激;而且保持神经的湿润,维持保护其功能。

（6）出血的处理方法:动脉出血很迅速,因为压力很大。首先不要惊慌,迅速用纱布压住出血部位,持续一会儿,然后,慢慢移开纱布,寻找出血点和原因,用止血钳准确夹住,然后用丝线打结固定起来。在取动脉夹时不要一下子摘下来,可以慢慢地张开口,观察一下是否结扎良好,再取下。

（7）回输血液时要求。

（8）每次都要血压平稳后再做下一步操作。

❓ 思考题

（1）试述尼群地平的降压机制?

（2）可乐定降压作用的特点?

（3）Try to compare the characteristics of the antihypertensive mechanism of nizendipine and colistin?

实验四十二 | 普萘洛尔对氯化钡诱发心律失常的防治作用

【实验目的】　通过普萘洛尔对氯化钡诱发心律失常的防治作用实验,进一步理解普萘洛尔的抗心律失常作用。

【实验原理】　氯化钡可增加浦氏纤维 Na^+ 内向电流,提高舒张期自动去极化速度,自律性升高,诱发室性心律失常,普萘洛尔可阻断心脏 β 受体,降低其自律性,故可防治氯化钡引起的心律失常。

【实验动物】　大鼠,雌雄不限,180～200 g 左右。

【实验器材和药品】

1. 器材　BL - 420/820 生物机能实验系统、心电电极、打印机、5 mL 注射器、4 号头皮静脉针、大鼠解剖台、手术剪及止血钳。

2. 药品　3%水合氯醛溶液、0.2%氯化钡溶液、0.1%普萘洛尔溶液、生理盐水。

【实验方法】

(1) 取大鼠1只,称重,腹腔注射水合氯醛300 mg/kg(3%水合氯醛溶液,1 mL/100 g)麻醉,仰卧固定在大鼠解剖台上,找出一侧股静脉,用头皮静脉针穿刺,以备给药。

(2) 打开计算机,启动BL-410生物机能实验系统,点击"实验项目"中的"药理实验模块",选择"药物对实验性心律失常的影响",调整适当参数,记录正常Ⅱ导联心电图,然后静脉注射生理盐水0.2 mL/100 g,记录1、2、3、4、5 min心电图。接着注射氯化钡溶液2 mg/kg(0.2%氯化钡溶液,0.1 mL/100 g),记录注射后15、30 s及1、3、10、15、20、30、40 min心电图。

(3) 待心电图恢复正常后,静脉注射普萘洛尔2 mg/kg(0.1%普萘洛尔溶液,0.2 mL/100 g),记录注射后1、2、3、4、5 min心电图。接着注射同量氯化钡溶液,记录注射后1、2、3、4、5 min心电图,比较有何不同。

【注意事项】

(1) 氯化钡溶液需新鲜配制,快速注射,用量与大鼠体重有关,体重小,用量相对增大,若体重在150 g以下,用量为4~6 mg/kg体重。

(2) 氯化钡诱发室性心律失常,持续时间不等。

思考题

(1) 普萘洛尔抗心律失常的原理是什么?有哪些不良反应?

(2) Compare the characteristics of the effects of propranolol and quinidine in the treatment of cardiac arrhythmias?

实验四十三│利多卡因对氯化钡诱发的大鼠心律失常的作用

【实验目的】　学习氯化钡诱发心律失常的方法。以心电图变化为指标,观察利多卡因的抗心律失常作用。观察过量利多卡因引起的心律变化。

【实验对象】　大鼠,220~250 g,雌雄不限。

【实验器材与药品】

1. **器材**　BL-420/820 生物机能实验系统、心电电极及输入线、大鼠手术台、手术器械 1 套、注射器(1、2、10 mL)及针头、手术灯、纱布、丝线等。

2. **药品**　10%水合氯醛溶液、0.4%氯化钡溶液、0.5%盐酸利多卡因溶液、生理盐水。

【实验方法】

(1) 麻醉和固定:取大鼠一只,称重,腹腔注射 10%水合氯醛溶液 0.3 mL/100 g 麻醉,麻醉后背位固定于大鼠手术台上(用胶带将大鼠固定在木板上)。

(2) 股静脉插管:将大鼠一侧腹股沟的毛剪去。于大腿内侧股动脉搏动处,顺其走向剪开皮肤 3~4 cm 长,暴露并分离股静脉,下穿两线备用。提起近心端线以阻断血流使股静脉充盈,待静脉充盈后结扎远心端,左手提起结扎线,右手持眼科剪在结扎线头侧附近与血管成 45°角将静脉管壁剪一"V"形斜口,然后将充满肝素生理盐水的股静脉导管插入管腔内,再用另一根丝线结扎固定即可(因本步骤可行性低,本组并未采用股静脉插管,而是通过舌下静脉注射代替)。

(3) 插入心电电极:将红、黄、黑色针形心电电极分别插入大鼠的右前肢、左后肢和右后肢皮下,启动 BL-420/820 生物机能实验系统,描记Ⅱ导联心电图,记录一段正常的心电图。

(4) 舌下静脉注射 0.4%氯化钡溶液 4 mg/kg(0.05 mL/100 g),用适量生理盐水推入,连续描记心电图,观察氯化钡引起的心电图变化。

(5) 当心律失常出现后,立即注射 0.5%盐酸利多卡因溶液 5 mg/kg (0.1 mL/100 g),连续描记心电图,观察利多卡因是否有抗心律失常作用。

(6) 待心电恢复后,静脉注射过量的利多卡因(0.72 mL 以上),观察记录心电图等变化。

【注意事项】

(1) 股静脉充盈才能在其上剪开缺口。本实验做股静脉插管是为了静脉给药,如插管失败可考虑其他静脉给药(舌下静脉给药)。

(2) 静脉注射氯化钡不能过快、过量,否则容易导致大鼠死亡。

(3) 心电图针形电极应插入皮下,不能插入肌肉。

（4）麻醉药水合氯醛不能以戊巴比妥钠等代替，否则不易引起较恒定的心律失常。

（5）小鼠、大鼠、豚鼠等心室纤颤有自然恢复的可能，犬、猴则不然，心室纤颤后多以死亡告终。

思考题

（1）Mechanism of lidocaine in the treatment of cardiac arrhythmias?

（2）分析心电图，解释过量利多卡因所导致的心电图的变化。

（郭　薇）

第 八 章　内脏系统药物实验

实验四十四｜利尿药和高渗葡萄糖对家兔尿量的影响

【实验目的】　了解急性利尿实验方法,观察和比较呋塞米和高渗葡萄糖对麻醉家兔的利尿作用。

【实验原理】　通过收集给药前后单位时间的尿量,计算单位时间内尿量增加的体积,分析与比较利尿药和高渗葡萄糖起效的时间和作用效果,比较两种药物产生的尿量多少与尿液形态差异,结合药物的药理学作用机制分析结果。

呋塞米属于高效利尿药,主要作用于髓袢升支粗段的上皮细胞,阻断此段管腔膜上的 $Na^+ - K^+ - 2Cl^-$ 转运体,抑制 NaCl 的重吸收,降低肾的稀释与浓缩功能,排出大量接近于等渗的尿液,产生强大的利尿作用。高渗葡萄糖为渗透性利尿药,可以提高管腔内渗透压,提高肾小管的渗透压,减少水的重吸收,从而增加尿量。但是葡萄糖能够从血管中扩散到组织中,易被代谢利用,因此作用较弱。

【实验动物】　家兔,雄性,2 kg 以上。

【实验器材和药品】

1. 器材　兔手术台、兔灌胃器、导尿管(一根灌胃用,一根插入膀胱导尿)、量筒、烧杯、注射器及婴儿秤。

2. 药品　25%乌拉坦溶液、1%呋塞米溶液、50%葡萄糖溶液、生理盐水及液状石蜡。

【实验方法】

（1）取雄兔2只(编号)，称重，分别插胃管灌入温水40 mL/kg。

（2）20 min后，腹腔注射25％乌拉坦溶液5 mL/kg麻醉，待兔子麻醉后将兔背部固定于手术台上。

（3）导尿管尖端用液状石蜡润滑后自尿道缓慢插入，插入8 cm～15 cm，导尿管进入膀胱后，即有尿液排出，用胶布将导尿管与兔固定。

（4）将最初的5 min内滴出的尿液弃去不计算，在滴速稳定后，在导尿管下接一量筒，收集20 min内滴出的尿液，测定其毫升数，作为给药前的对照值。

（5）将两兔分别给以下列药物，并测量给药后20 min的尿量。1号兔耳缘静脉注射呋塞米4 mg/kg(1％呋塞米溶液0.4 mL/kg)；2号兔耳缘静脉注射50％葡萄糖注射液5 mL/kg。

（6）根据以下表格填入各时间点收集到的尿量情况(表8-1)，对结果进行分析讨论。

表8-1　给药前后家兔尿量实验记录

注射药物	不同时间的尿量/mL			
	5 min	10 min	15 min	20 min
给药前				
1%呋塞米溶液				
50%葡萄糖溶液				

单位时间内增加尿量(mL)＝给药后单位时间内尿量 — 给药前单位时间内尿量。

【注意事项】

（1）在插胃管灌温水时，一定要注意是否插入胃内，避免误插入气管内，其检查方法是在胃管外端放入一盛有水的烧杯，观察是否有气泡冒出。

（2）导尿管插入时动作要轻，注意不要损伤尿道及膀胱，以免出血。插入深度要适宜，导尿管插入太深在膀胱会卷曲，会使尿液流通不畅。

思考题

（1）According to the experimental results，what is the difference between diuretics and dehydrating drugs?

（2）If only one rabbit can be used，will the order of drug administration affect the results?

实验四十五 阿司匹林对血小板聚集的影响

【实验目的】 通过体外实验和比浊法,掌握全血血小板聚集的阻抗测试方法;观察阿司匹林抗全血血小板聚集的作用。

【实验原理】 血小板与血小板之间相互黏附、聚集成团,即为血小板聚集。在体外,血小板一般需要在诱导剂的作用下才能发生聚集。已知的血小板的诱导剂有许多,如腺苷二磷酸(adenosine diphosphate，ADP)、胶原、凝血酶、肾上腺素及花生四烯酸等。当血小板活化程度增高时,也可能发生自发性聚集。血小板聚集有两种时相,第一相聚集代表血小板聚集物的形成,第二相聚集代表释放反应。

测定血小板聚集的方法有很多,如比值法、比浊法和血栓法等。其中,比浊法最为常用,其基本原理如下:富血小板血浆（platelet rich plasma，PRP)是一种胶体溶液,血小板呈分散状态,呈轻度混浊,其浓度的高低与所含血小板的数目有关。若在搅拌的条件下,加入引起血小板聚集的诱导剂,血小板即发生聚集,散的血小板数目减少,浓度下降,透光率增高。因此,可以用 PRP 的浓度变化来表示血小板的聚集程度。利用血小板聚集仪中光电系统将 PRP 的浓度变化转化成电信号变化,并用记录仪进行扫描。通过描记的曲线求出血小板聚集的程度。

阿司匹林通过抑制 TXA_2 的合成发挥抗血小板聚集作用,使散在血小板数目增加,透光率降低。

【实验动物】 SD 大鼠 2 只,雌雄皆可,200～300 g。

【实验器材和药品】

1. **器材**　大鼠手术台及器械、血小板聚集仪、铜芯或钢芯玻璃搅拌棒、离心机、注射器、含抗凝剂的采血管。

2. **药品**　270 μmol/L 精氨酸阿司匹林溶液、5 μmol/L 腺苷二磷酸溶液、25% 乌拉坦溶液。

【实验方法】

(1) 血小板聚集仪预热调试。

(2) 将大鼠称重,3.5 mL/kg 乌拉坦溶液腹腔注射麻醉,自腹主动脉插管取血至抗凝采血管中,轻轻倒置混匀后,以 1 000 r/min 离心 5 min,吸出上层米黄色混悬液约 1 mL 即为 PRP,余下的血浆再以 4 000 r/min 离心 10 min,吸取上层清液制得贫血小板血浆(platelet poor plasma, PPP)。

(3) 计 PRP 中血小板数目,若血小板计数过高,可用 PPP 稀释。

(4) 分别取一定量的 PRP 和 PPP 于比浊管中,加入搅拌棒。取 25 μL 对照溶液加入 PRP 管中预热 5 min。将含 PPP 比浊管放于聚集仪测定孔中定标,随后取出,再将含 PRP 比浊管放于聚集仪测定孔中,加入 ADP 后运行血小板聚集仪,仪器会记录 5 min 内血小板聚集程度,获得血小板聚集曲线。

(5) 取同样量的 PRP 于比浊管中,加入搅拌棒。取 25 μL 阿司匹林加入 PRP 管中预热 5 min。将含 PPP 比浊管放于聚集仪测定孔中定标,随后取出,再将加药后的含 PRP 比浊管放于聚集仪测定孔中,加入 ADP 后运行血小板聚集仪,仪器会记录 5 min 内血小板聚集程度,获得血小板聚集曲线。

(6) 如有多种不同浓度的阿司匹林,可重复步骤(5)。

【注意事项】

1. **温度**　采血后标本应置于 15~25℃室温下,血小板在低温条件下发生自发性聚集。但在测定聚集时,聚集仪的温度应严格控制在(37±0.1)℃,若低于 30℃,ADP 或肾上腺素都不能引起第二相聚集,即释放反应。

2. **血小板计数**　血小板计数的高低影响聚集性,血小板计数越低,聚集速率越慢,最大聚集程度也越低。

？思考题

（1）According to the experimental principle，can other instruments be used to replace the platelet aggregator?

（2）Is there a concentration-dependent effect of aspirin on platelet aggregation?

实验四十六 | 可待因对小鼠的镇咳作用

【实验目的】　使用可待因观察其对由浓氨水引发的小鼠反射性咳嗽的抑制作用。

【实验原理】　浓氨水可刺激呼吸道黏膜化学感受器，由传入神经传至咳嗽中枢并使之兴奋，引起声门、膈肌及肋间肌等效应器官发生相互协调的动作，反射性引起咳嗽。可待因是强效中枢性镇咳药，可通过激动延髓孤束核阿片受体，直接抑制咳嗽中枢而产生较强的镇咳作用。

【实验动物】　小鼠，体重 18～22 g，雌雄兼用。

【实验器材和药品】

1. **器材**　大烧杯、天平、秒表、注射器(1 mL)及普通镊子。

2. **药品**　0.5％磷酸可待因溶液、浓氨水(27％～29％)及生理盐水。

【实验方法】　取小鼠 2 只，称重标号后放入倒置的大烧杯内，观察正常活动。取一小鼠皮下注射 0.5％磷酸可待因溶液 0.1 mL/10 g；另一小鼠皮下注射生理盐水 0.1 mL/10 g 作为对照。20 min 后，分别置入浸有浓氨水的棉球刺激引咳，观察并记录两鼠的咳嗽潜伏期(指从吸入 NH_3 开始至出现咳嗽的时间)及每分钟咳嗽次数(咳嗽表现为缩胸、张口，有时可听到咳声)。咳嗽 3 min 后取出，以免 NH_3 中毒死亡。

【实验结果】　记录小鼠咳嗽潜伏期以及每分钟咳嗽次数，填入表 8 - 2 中，可收集全实验结果，以对两组小鼠的咳嗽潜伏期及每分钟咳嗽次数进行组间 t 检验。

表 8 - 2　可待因对小鼠咳嗽潜伏期及咳嗽次数的影响

组别	咳嗽潜伏期/s	咳嗽次数/min
生理盐水		
可待因		

【注意事项】

(1) 咳嗽表现,以小鼠腹肌收缩(缩胸)同时张大口为准,必须仔细观察,在安静环境还可清晰地听见咳嗽声。

(2) 实验时,应保持室内通风。

(3) 棉球大小、松紧程度力求一致,如烧杯足够大,可将两只小鼠同时放入同一烧杯,分别观察。

思考题

What is the antitussive mechanism, clinical application and precautions of codeine for medication?

实验四十七 | 药物对小鼠的祛痰作用

【实验目的】　通过采用酚红作为指示剂,观察祛痰药溴己新对呼吸道内酚红排泄的影响,学习祛痰药筛选方法。

【实验原理】　溴己新可直接作用于支气管腺体,促使黏液分泌细胞的溶酶体释出,裂解黏痰中的黏多糖,使痰的黏稠度降低起到祛痰作用。指示剂酚红经小鼠腹腔注射后,可经腹腔吸收后部分经支气管黏液腺分泌入气道,有祛痰作用的药物在使支气管分泌液增加的同时,其由呼吸道黏膜排出的酚红也随之增多。因而可从药物对气管内酚红排泌量的影响来观察药物的祛痰作用。酚红在碱性溶液中呈红色,将气管放入定量的生理盐水中,加碳酸氢钠使其显色,用比色法(风光光度计)测出酚红的排泌量,从而间接推断药物的祛痰能力。

【实验动物】　小鼠,体重 18～22 g,雌雄不限。

【实验器材和药品】

1. **器材**　手术剪、小鼠灌胃器、眼科镊子、注射管、小试管、试管架、解剖板及分光光度计。

2. **药品**　0.8%盐酸溴己新溶液、1 mol/L NaOH 溶液、0.25%酚红溶液及生理盐水。

【实验方法】

(1) 取小鼠 2 只,禁食 8～12 h,不禁水,称重、编号,分别灌胃给予 0.8%盐酸溴己新溶液(10 mL/kg)和等体积的生理盐水。

(2) 给药 30 min 后,每只小鼠腹腔注射 0.25%酚红溶液 20 mL/kg。

(3) 再过 30 min 后,颈椎脱臼法处死小鼠,固定于解剖板上,低温放置 1 h 后,将小鼠解剖,剥去气管周围组织,剪下自甲状软骨至气管分支处的一段气管,放进盛有 3 mL 生理盐水的试管中,再加入 1 mol/L NaOH 溶液 1 mL,离心后取上清液,用分光光度计(波长 546 nm)测吸光度值(A 值),计算祛痰指数,与对照组比较,进行统计学处理。

$$祛痰指数(\%) = \frac{给药组\,A\,值}{对照组\,A\,值} \times 100\%$$

(4) 可将各小组数据汇总后进行统计分析。

【注意事项】

(1) 给药至处死动物的时间必须准确。

(2) 解剖时动作要轻柔,将气管周围组织去除干净,气管段周围如果黏附有血液应立即用滤纸吸净。

？思考题

What are the limitations of the phenol red excretion experiment?

实验四十八　药物对豚鼠离体气管的作用

【实验目的】　学习离体气管平滑肌的实验方法,观察药物对气管平滑肌的作用。

【实验原理】 豚鼠的气管平滑肌对药物的反应较为敏感,且与人的气管平滑肌更接近。其离体气管平滑肌上有多种受体,主要包括 M 受体、H_1 受体和 β_2 受体。兴奋 M 受体和 H_1 受体可以使平滑肌收缩,兴奋 β_2 受体可以使平滑肌舒张。异丙肾上腺素是 β_2 受体激动剂,可使平滑肌松弛;乙酰胆碱和组胺分别是 M 受体和 H_1 受体激动剂,能够使平滑肌收缩。通过离体实验,用换能器-记录仪可记录气管平滑肌的收缩和舒张情况,能够以此评价药物对气管平滑肌的作用。

【实验动物】 豚鼠 1 只,350~500 g,雌雄均可。

【实验器材和药品】

1. **器材** 恒温水浴锅、生物信号采集处理系统、麦式浴槽、张力换能器、微调定位器、氧气瓶、铁架台、注射器、烧杯、量筒、手术器械、弹簧夹等。

2. **药品** 0.2%磷酸组胺溶液、0.05%氯乙酰胆碱溶液、2.5%氨茶碱溶液、0.1%硫酸异丙肾上腺素溶液、0.5%硫酸阿托品溶液、克-亨营养液（NaCl 8.0 g、$MgCl_2$ 0.42 g、$CaCl_2$ 0.4 g,用蒸馏水溶解并稀释至 1 000 mL,临用前加入葡萄糖 1.0 g）。

【实验方法】

(1) 猛击豚鼠头部致晕后,迅速切开颈部皮肤,打开胸腔后取出气管,仔细剥离气管周围的结缔组织,沿软骨环将气管横切成约 5 mm 的气管环,并剪成气管条片,用线将 4~6 段气管条片结扎成串,连成一个气管链。

(2) 将制备好的气管链放入盛有 37℃克-亨营养液的麦氏浴槽中,一端固定于浴槽底部,另一端挂在张力换能器的小钩上。静息张力初始值调为 1~2 g。通入氧气后使样品平衡 20 min。

(3) 待基线平稳后,给药观察气管链的反应。每一次给药前,都用克-亨营养液换液洗去前一种药物,待基线恢复原有水平后,再给予下一个药物。给药顺序依次为:

1) 0.1%硫酸异丙肾上腺素溶液 0.1 mL。

2) 2.5%氨茶碱溶液 0.1 mL。

3) 0.2%磷酸组胺溶液 0.1 mL,作用达到高峰后加入 0.1%硫酸异丙肾上腺素溶液 0.1 mL。

4) 0.2％磷酸组胺溶液0.1 mL,作用达到高峰后加入2.5％氨茶碱溶液0.1 mL。

5) 0.05％氯乙酰胆碱溶液0.1 mL,作用达到高峰后加入0.1％硫酸异丙肾上腺素溶液0.1 mL。

6) 0.05％氯乙酰胆碱溶液0.1 mL,作用达到高峰后加入2.5％氨茶碱溶液0.1 mL。

7) 0.05％氯乙酰胆碱溶液0.1 mL,作用达到高峰后加入0.5％硫酸阿托品溶液0.1 mL。

【实验结果】　记录给药前后气管片张力数据和曲线,并在曲线上注明加注药物名称及换液等情况。

【注意事项】

(1) 分离气管和制备气管链时动作要快而轻,避免扯伤或夹伤气管平滑肌。

(2) 气管在给药前并无自发性节律收缩,基线稳定后即可给药。

(3) 实验过程中供氧充分。

(4) 每加一个药物,观察3~5 min,待其作用明显后换液,充分洗去前一个药物,待基线恢复原有水平后再给下一个药物。更换浴槽溶液时,可关闭记录开关。

思考题

What are the similarities and differences in the mechanism of action of the drugs selected in this experiment on the tracheal chain of guinea pigs? What is the clinical significance?

实验四十九　药物对小鼠胃肠道蠕动的影响

【实验目的】　通过测定墨汁在小鼠胃肠道内移动的速度,观察和比较药物对小鼠胃肠道蠕动功能的影响。

【实验原理】　吗啡是阿片类镇痛药,能够激动胃肠道内高密度分布的阿片受体,兴奋胃肠道平滑肌,引起痉挛,使胃排空和推进性蠕动减弱,导致肠内容物推进受阻。多潘立酮(吗丁啉)通过拮抗胃肠道多巴胺 D_2 受体,促进乙酰胆碱释放而增加胃肠道蠕动,促进胃排空。

【实验动物】　小鼠(在实验前禁食12h)。

【实验器材和药品】

1. **器材**　灌胃针、量尺、剪刀。

2. **药品**　0.1%盐酸吗啡溶液、0.05%多潘立酮混悬液、生理盐水、墨汁。

【实验方法】

(1) 取小鼠3只(编号),称重,分为生理盐水组、吗啡组和多潘立酮组。

(2) 生理盐水组小鼠灌胃给予生理盐水溶液0.2mL/10g;吗啡组小鼠灌胃给予0.1%盐酸吗啡溶液0.2mL/10g;多潘立酮组小鼠灌胃给予混匀的0.05%多潘立酮混悬液0.2mL/10g。每只小鼠给药后立即记录开始时间。

(3) 每只小鼠在给药15min后,灌胃给予0.2mL墨汁。

(4) 每只小鼠在给予灌胃墨汁15min后,采用颈椎脱臼方式处死,随后立即打开腹腔,取出胃到盲部的小肠,剔除肠系膜,将肠管拉成直线放于实验台上,测量小肠总长度及肠道内墨汁向前移动的最远距离,计算墨汁移动距离占小肠全长的比例(图8-1)。

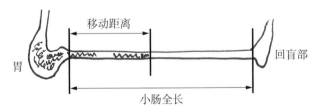

图 8-1　墨汁移动距离测量示意图

【注意事项】

(1) 小鼠灌胃给药时不要刺破食管或误入气管。

(2) 药物与墨汁给予的间隔时间以及给予墨汁后处死小鼠的间隔时间必须准确。

(3) 取出小肠时应尽量避免牵拉,以免影响长度测量的准确性。

?**思考题**

According to the experimental results, what are the effects and mechanisms of the drugs on gastrointestinal motility in mice?

实验五十 | 枸橼酸钠和肝素的体外抗凝作用

【**实验目的**】 学习体外试管法观察枸橼酸钠和肝素的体外抗凝血作用。

【**实验原理**】 枸橼酸钠的枸橼酸根与血中钙离子形成难解离的络合物，降低血中钙离子含量而抑制凝血过程，常用作体外抗凝剂。主要通过与抗凝血酶Ⅲ（AT-Ⅲ）结合，而增强后者对活化的Ⅱ、Ⅸ、Ⅹ、Ⅺ和Ⅻ凝血因子的抑制作用。其后果涉及阻止血小板凝集和破坏，妨碍凝血激活酶的形成；阻止凝血酶原变为凝血酶；抑制凝血酶，从而妨碍纤维蛋白原变成纤维蛋白。

【**实验对象**】 家兔，2～3 kg，雌雄不限。

【**实验器材与药品**】

1. **器材** 试管、试管架、刻度吸管或加样器、长玻棒、注射器（1 mL、10 mL）、恒温水浴、计时器。

2. **药品** 4%枸橼酸钠溶液、4 U/mL肝素溶液、生理盐水、3%氯化钙溶液。

【**实验方法**】

（1）取试管6支标号，每样本做双份重复实验。按照标号顺序依次在每2支中分别加入生理盐水0.1 mL，4%枸橼酸钠溶液0.1 mL和4 U/mL肝素溶液0.1 mL，备用。

（2）取家兔1只，用心脏穿刺取血法取血6 mL，在上述6只试管中各加入0.9 mL兔血，充分混匀后，放入(37±0.5)℃恒温水浴中，启动计时器。

（3）每间隔30 s将试管轻轻倾斜，观察血液从流动到凝固状态的变化，直至加入生理盐水的试管缓慢倒置时，血液不流动呈现血液凝固为止。

（4）如果枸橼酸钠溶液和肝素溶液实验组试管不出现凝血现象，再各加入3%氯化钙溶液3滴,混匀,再次观察凝血现象,记录结果,并比较生理盐水、枸橼酸钠溶液和肝素溶液实验的凝血时间(表8-3)。

表8-3　枸橼酸钠和肝素的体外抗凝作用实验步骤

实验分组 (试管标号)	第一组 (1、2)	第二组 (3、4)	第三组 (5、6)
各组试剂	生理盐水0.1 mL	枸橼酸钠溶液0.1 mL	肝素溶液0.1 mL
新鲜兔血	0.9 mL	0.9 mL	0.9 mL
处理与计时	混匀,37±0.5℃恒温水浴中,启动计时器		
观察凝血	血液凝固(时间)	血液不凝	血液不凝
再处理观察凝血		氯化钙溶液3滴	氯化钙溶液3滴

【注意事项】

(1) 家兔心脏穿刺采血应迅速、准确,避免血液在注射器内凝固,并尽量减少组织液和气泡混入。可用家兔麻醉行颈动脉分离,置管采血法。必要时,对采血针头,注射器和盛血容器进行硅化表面处理防止凝血。

(2) 体外试管法实验需选用标准的试管,要求试管质量,尤其是试管直径粗细均匀。试管质量或直径大小与凝血时间有一定关系。

(3) 应尽量缩短从采血到将试管置于恒温水浴的时间。但将兔血加入备用试管时,要轻轻将药物溶液和血液充分混匀,使药物溶液与血液及时产生效应。

(4) 恒温水浴的温度应控制好,过高或过低均可使凝血时间延长。

(5) 在倾斜试管时,动作要轻,倾斜度应尽量小(<30°),以减少血液与管壁的接触。

❓思考题

(1) Try to compare the characteristics of the anticoagulant effects of heparin and sodium raftersulfate.

(2) 枸橼酸钠用于采血,患者在输血量大时会产生抽搐,用什么药物防治?

(3) 肝素应用过量引起的出血用何药对抗? 为什么?

实验五十一｜阿司匹林对发热家兔体温的影响

【实验目的】 观察解热镇痛药阿司匹林的解热作用。

【实验原理】 注射外源性致热原促使家兔前列腺素合成和释放,使其体温升高。阿司匹林则可通过抑制花生四烯酸环氧酶,从而抑制前列腺素的合成,使发热体体温迅速降低到正常,对正常体温一般无影响。

【实验动物】 健康成年家兔,体重 2 kg 左右,雌雄不限。

【实验器材与药品】

1. **器材** 体温计、注射器(1 mL、5 mL)、针头、酒精棉球、电子秤及兔盒。

2. **药品** 注射用前列腺素、注射用精氨酸阿司匹林。

【实验方法】

(1) 取家兔称 1 只,称重。

(2) 将体温计插入家兔肛门,深度为 3.5～5 cm,保持温度计 3～5 min,测定正常体温 2～3 次,体温波动较大者不宜用于本实验。

(3) 从兔耳缘静脉注射 0.002% 前列腺素 0.3 mL/kg,每隔 30 min 测一次体温。

(4) 待体温升高 1℃ 以上时,耳缘静脉注射入 0.02% 阿司匹林 1 mL/kg。给药后每隔 30 min 测量体温一次,共 2～3 次,观察兔体温的变化情况并记录实验结果。

【实验结果】 将实验结果记录在表 8-4 中。

表 8-4 给药前后家兔体温变化

正常体温/℃	发热后体温/℃	给药后体温/℃			
		0.5 h	1.0 h	1.5 h	2.0 h

【注意事项】

（1）测体温前应使家兔安静，将体温计刻度甩至 35℃ 以下，头端涂以液状石蜡，轻轻插入肛门 3.5～5 cm，扶住温度计。3～5 min 后取出读数。

（2）家兔正常体温一般在 38.5～39.5℃，体温过高者对致热原反应不良。

思考题

Describe the antipyretic characteristics of aspirin and its clinical application.

实验五十二 | 地塞米松对鸡卵蛋白所致 豚鼠急性超敏反应的影响

【实验目的】 掌握过敏性休克的基本实验方法，理解糖皮质激素的抗休克作用，观察地塞米松的抗过敏性休克作用。

【实验原理】 预先给动物注射少量异种蛋白或者血清，经过一定时间的致敏后，当第 2 次再注射相同的异种蛋白或者血清时即可引起过敏性休克。此发病机制与临床上常见的青霉素等药物及异种蛋白引起的人类过敏性休克相同。鸡卵蛋白是一种异源性蛋白，可作为抗原刺激豚鼠机体产生相应的抗体。当豚鼠机体再次接触这一异源蛋白时，可发生抗原-抗体反应，导致过敏性休克。糖皮质激素类药物对体液免疫和细胞免疫的多个环节均有抑制作用，可对抗过敏性休克。

【实验动物】 豚鼠，200～250 g，雌雄不限。

【实验器材与药品】

1. **器材** 注射器（1 mL）、大钟罩、空气压缩泵及喷雾装置。

2. **药品** 10% 鸡卵蛋白生理盐水、0.5% 地塞米松溶液。

【实验方法】

（1）取豚鼠 2 只，称重、编号。以 10% 鸡卵蛋白腹腔和皮下各注射 1 mL 预先致敏，3 周后可供实验。

（2）地塞米松组豚鼠腹腔注射 0.5％地塞米松溶液 10 mL/kg，对照组豚鼠腹腔注射等体积生理盐水，观察记录呼吸、活动等有无变化。

（3）1～1.5 h 后，将两只豚鼠置于同一钟罩内，以空气压缩泵连接喷雾装置，喷新鲜 10％鸡卵蛋白生理盐水 1 min，密切观察和记录动物呼吸、活动的变化及其发生时间。

【实验结果】 将实验结果记录在表 8-5 中。

表 8-5 地塞米松对鸡卵蛋白所致豚鼠急性超敏反应的实验记录

组别	第 2 次鸡卵蛋白攻击后反应	
	休克潜伏期/min	休克表现
对照组		
地塞米松组		

【注意事项】

（1）10％鸡卵蛋白生理盐水制备：取新鲜鸡蛋蛋清 5 mL，加入生理盐水 45 mL，搅拌混匀即可。第二次抗原攻击所用 10％鸡卵蛋白生理盐水应当时配制。

（2）过敏性休克症状主要有呼吸困难、咳嗽、窒息、抽搐、跌倒和死亡。

（3）休克潜伏期是指从第二次抗原攻击至休克开始发生之间的一段时间，如果第二次鸡卵蛋白攻击后 30 min 内未发生休克，一般不会再发生。

思考题

What is the mechanism of action of glucocorticoids against anaphylaxis?

（茅以诚 郭 薇）

第 九 章　化学治疗药物实验

　　化学治疗是由保罗·埃利希于 1908 年率先提出的一种概念,即一种对细菌和其他病原微生物、寄生物及癌细胞等所致疾病的药物治疗。化学治疗药物则是指对微生物感染、寄生虫病以及恶性肿瘤有防治作用的化学药物,其包括合成抗菌药、抗生素、抗寄生虫药、抗真菌药、抗病毒药、抗结核药及抗肿瘤药。理想的治疗药物须具有对宿主体内的病原体具有高度选择,而对宿主本身无毒性或毒性很低的特点,从而应用于临床患者全身性治疗。

　　肿瘤,即机体在各种致瘤因子作用下,局部组织细胞增生所形成的新生物。恶性肿瘤是目前危害人类健康最严重的疾病。化学药物治疗是肿瘤治疗的传统方法之一,在肿瘤治疗中占有重要的地位。世界各国投入大量人力物力,推动抗癌药物的研发。目前,全球各国已批准上市的抗癌药物大约有 130~150 种,用这些药物配制成的各种抗癌药物制剂有 1 300~1 500 种。但这些药物仍存在毒性、不良反应大、选择性差、易产生耐药性等问题,肿瘤依然是人类面临的最难攻克的顽症之一。成功研发出选择好、疗效佳、不良反应小、能彻底根治的抗癌药物,是人类共同的梦想,也是摆在药物研究人员面前的艰巨任务。因此,抗癌药物的研究任重而道远,需要我们一代又一代人的共同努力。

第一节　药物抗菌实验

　　药物的抗菌实验,分为体外和体内两种方法。检验一种药物是否具有抗菌作用,一般先用体外法进行初步筛选,如发现该药物有抑菌或杀菌效果后,再进一步进行体内实验的复证。

一、体外法

体外实验主要是以筛选抗菌药物或测试细菌对药物的敏感性。常用的体外检测方法主要分为:琼脂渗透法和试管稀释法这两大类,另一种 E-test 法则是这两种方法的结合。

抗菌药物能抑制被检菌生长的最小浓度称为最低抑菌浓度(minimum inhibitory concentration,MIC)。药物对同一菌株 MIC 值越小,其抗菌力就越强,细菌对这种药物就越敏感;能够杀灭细菌的最小浓度称为最低杀菌浓度(minimum buctericidal concentration,MBC)。临床将用于判定细菌对各种药物的敏感性或耐药性的实验称为药物敏感性实验。

常用于体外实验筛选抗菌药物的细菌主要有革兰氏阳性球菌包括金黄色葡萄球菌、表皮葡萄球菌、链球菌及肠球菌等;革兰氏阴性球菌包括淋球菌等;革兰氏阴性杆菌包括流感杆菌、肠杆菌科细菌等;厌氧菌包括脆弱类杆菌、消化球菌等。培养基可分为液体、半固体和固体 3 种。

常用的体外测定药物抑菌能力的实验,原理及其方法如下。

(一) 琼脂渗透法

原理:琼脂渗透法是利用药物能够渗透至琼脂平板的表面,将试验菌混入琼脂培养基后倾注成平板,或将试验菌均匀涂于琼脂平板的表面。然后用不同的方法将药物置于已含试验菌的琼脂平板上。根据加药的操作方法不同而有滤纸片法、打洞法、管碟法、纸条法、挖沟法和平板稀释法等,经适宜温度培养后观察药物的抑菌能力。其中滤纸片法、纸条法及挖沟法用于定性测定,管碟法和平板稀释法用于定量测定,而打洞法既可用于定性,也可用于定量,具体视具体情况而定。

1. 滤纸片法

(1) 方法:琼脂培养基置于水浴中加热融化,部分倾注于无菌平皿内冷却凝固作为底层;部分冷却至 50℃,用无菌操作法吸取菌液加入琼脂培养基中,迅速混匀,取 4～5 mL 铺于底层之上,转动平皿使带菌培养基均匀分布其中,水平放置待凝。镊取无菌滤纸片,浸蘸药液,贴于平板表面。37℃培养一昼夜后,取出观察结果。抑菌圈即无菌生长区,药液在一定浓度范围内,抑菌圈的大小表示抑菌作用的强弱,参考滤纸片法抗菌药物-敏感性参考表,并观察各药抑菌圈直径的平均值,即可比较出各药对细菌的体外抗菌作用(图 9-1)。

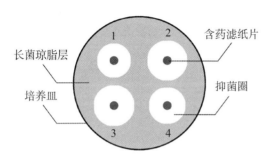

图 9-1　滤纸片法实验示意图

滤纸片法有测定方便、迅速、样品量大等特点,可以在同一个含菌平皿内同时测定多个样品,最适用于药物的初筛,即一菌多药。

(2) 注意:在制作琼脂培养基时,液体倾注入平板时,平板中的培养基厚薄应均匀一致,一般为 2～3 mm,以免影响抑菌圈大小。贴滤纸片时须一次性把纸片定位好,接触琼脂后不能再次移动含药滤纸片。

2. 挖沟法和纸条法

(1) 方法:琼脂培养基置于水浴中加热融化,倾注于无菌平皿内,水平放置冷却凝固,作为无菌琼脂平板。用无菌操作在平板中央挖一沟槽。用接种环在无菌平板表面进行划线接种,重复操作,将各种试验菌分别接种在沟槽的两侧,每种菌之间应保持一定距离,然后将待测药品加入中央沟槽之中。37℃培养一昼夜后,取出观察结果。纸条法与挖沟法相似,只是将挖沟法中的中央沟槽,换成有药液的纸条(图 9-2)。

挖沟法和纸条法有测定方便、迅速的特点,可以在同一个平皿内同时检测某一药物对不同菌株的抑制作用,节省药物和培养基。能快速地检测出一种药物的抗菌谱,即一药多菌。

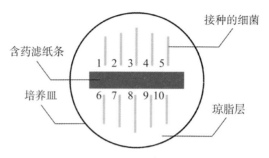

图 9-2　纸条法实验示意图

（2）注意：用划线法接种细菌时，接种环应先过火灭菌，在沾取菌液前须适当冷却，以防温度过高烫死细菌。划线时，环口与平板间的夹角宜小些，动作须轻巧，以防划破平板。

3. 平板稀释法

（1）方法：

1）药物原液配制：将药物按倍比稀释法用无菌生理盐水稀释成 1：1、1：2、1：4、1：8……各种药物浓度。

2）含药平板制备：将每种浓度的待检药液 2 mL，加入 18 mL 冷却至 50℃左右的 MH 培养基，迅速混匀倾注入无菌平皿中，水平放置冷却备用，制成一系列药物最终稀释浓度为 1：10、1：20、1：40、1：80……的平板。对照组不加药液，直接将培养基倾注入无菌平皿即可。

3）试验菌液配制：将各种试验菌接种于琼脂培养基中（特殊菌除外，如肺炎双球菌、链球菌等），于适宜温度培养 8～10 h，取出按一定比例稀释（1：100～1：1 000）。稀释前应用麦氏比浊管进行比浊，菌浓度应在 108～109 CFU，然后再进行稀释，备用。特殊菌培养时需加少量血清（兔血清、羊血清均可）。

将各种稀释好的试验菌液和标准菌株接种于含药平板上，用微量加样器多点接种。放置 37℃培育 18～24 h，取出观察各稀释度平板的细菌生长情况，记录不长菌的最高稀释度即为试验药物对受试菌的 MIC。

平板稀释法能直接定量地检测抗菌药物在体外对病原菌的抑制或杀灭浓度，所获得的结果准确性高，速度快，出现假阳性结果的机会少，不易出现跳管现象,能够直观地反映细菌的生长情况和药物的作用效果。此法能一药多菌地进行实验,节约药物和培养基。有利于临床根据 MIC、药物代谢等制订合理的治疗方案,目前被广泛地应用在抗生素的体外抗菌活性测定中。稀释法是新药开发、体外药敏试验常用的经典参照标准。但本法试验用菌必须是对数生长期的,因为此时期的细菌对药物作用最为敏感,试验菌的浓度也要掌握好,否则会影响结果。

(2) 注意:大部分配置好的抗菌药物原液在－20℃以下可以保存 3 个月,但在 4℃下只能保存一周,须注意存储条件和有效使用期限。细菌接种时,须按照先接种含药浓度低的平板,然后接种含药浓度高的平板,最后接种不含抗菌药物平板的顺序接种。平板稀释法可用水解酪蛋白肉汤(MH)或水解酪蛋白琼脂(MHA)培养基作为稀释剂。但肉汤稀释法不适合磺胺药和三甲氧苄氨嘧啶等抑菌剂的药敏试验,因为敏感菌株在被抑制前已可繁殖数代,从而使结果的终点不清。琼脂稀释法则可以。

(二) 试管稀释法

(1) 原理:试管稀释法是将药物稀释成不同的系列浓度,混入培养基内,加入一定量的试验菌,经适宜温度培养后观察结果,求得药物的 MIC。

(2) 方法:将药物按照倍比稀释法与肉汤培养基混匀成 1∶1、1∶2、1∶4、1∶8……各种浓度。取各种浓度的含药培养基 2 mL 于各个无菌小试管中,分别加入 0.1 mL 经 1～1 000 稀释的对数生长期敏感菌液,震荡混匀,并以一管不加药物的作为阳性对照,另一管不加菌液也不加药物的作为阴性对照。放置 37℃培育 18～24 h 后,取出观察结果,记录各试管中细菌生长情况,以澄清不长菌的最高稀释度的数值作为该试验药物对该试验菌的 MIC。

试管稀释法结果可靠,检测菌的范围广,定量检测,很好地反映菌株耐药程度。但此方法操作较繁琐,工作量大,消耗培养基多,所以适用于试验菌种类较少的场合。易出现假阴性结果和跳管现象,影响实验的准确性。

(3) 注意:稀释药物时,为提高稀释准确性,最好每稀释一种浓度换一支吸管。加入菌液浓度对试验结果有影响,当菌液浓度大时,则最小抑菌浓度高,反之亦然。

(三) E-test 法

(1) 原理:E-test 试条是一条 5 mm×50 mm 的无孔试剂载体,一面固定有预先制备的浓度梯度呈连续指数增长稀释抗菌药物,另一面有阅读和判断的刻度。抗菌药物在琼脂内向四周扩散,使敏感细菌在一定范围内受到抑制生长,形成抗菌圈,抗菌药物的浓度呈连续梯度递减,使抗菌圈的大小随药物浓度的递减而变化。根据试条两侧抑菌圈与试条相交位置的刻度值,准确、定量地测出抗菌药物对某菌的 MIC。

(2) 方法:菌液、平板接种参考上面的滤纸片琼脂扩散法(厌氧菌、隐球菌和其他真菌菌悬液浓度为一个麦氏单位,其他细菌为 0.5 个麦氏单位)。将 E-test 试条轻放在接种干燥后的琼脂平板上(90 mm 平板放置 1～2 条)。放置 37℃一定条件下培育:厌氧菌置于厌氧环境,48 h;苛养菌置于 5%～10%二氧化碳环境,24～48 h;隐球菌 48～72 h;其他细菌 24 h,取出观察结果。围绕试条可形成一个椭圆形的抑菌圈,抑菌圈和试条的横向相交处的读数刻度即是该测定抗菌药物对试验菌的 MIC(图 9 - 3)。

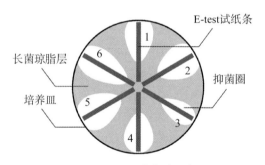

图 9 - 3   E-test 法实验示意图

E-test 法操作简单,定量检测,结果直观准确、重复性好,是扩散法和稀释法相结合的一种药敏方法,具有扩散法和稀释法相同效果。但此方法成本太高,常规试验很难应用,且具有局限性,主要用于苛养菌和厌氧菌。

(3) 注意:应掌握 E-test 药敏试条的正确使用和储存方式。涂菌后一定要待琼脂表面干燥后方可置入药敏试条。其余注意事项与滤纸片法基本相似。

(四) 附录

1. 牛肉膏汤液体培养基的制备

（1）培养基组成：牛肉膏 0.3％、蛋白胨 1％、氯化钠 0.5％。

（2）制备方法：将一定比例的牛肉膏、蛋白胨和氯化钠水浴加热至融化，加入蒸馏水定容至 100 mL。调节 pH 值至 6.9～7.0（用氢氧化钠调节），然后用三角烧瓶包装好，以 15～20 Pa 压力灭菌 20 min 即可。

2. 普通琼脂培养基的制备

在牛肉膏汤液体培养基中加入琼脂即可。琼脂的浓度为 14～15 g/L（冬天）或 17～20 g/L（夏天）。

3. 滤纸片法中某些含量的抗菌药物与敏感性参考表

如表 9 - 1 所示。

表 9 - 1　滤纸片法抗菌药物-敏感性参考表

抗菌药物	纸片含药量	抑菌圈直径/mm		
		耐药（R）	中度敏感（I）	敏感（S）
AMK	30 μg	≤14	15～16	≥17
GEN	10 μg	≤12	13～14	≥15
PEN	10 单位	≤28	—	≥29
OXA	1 μg	≤10	11～12	≥13
AMP	10 μg	≤13	14～15	≥17
PIP	100 μg	≤17	—	≥18
FZN	30 μg	≤14	15～17	≥18
FRX	30 μg	≤14	15～17	≥18
CAZ	30 μg	≤14	15～17	≥18
ATM	30 μg	≤15	16～21	≥22
AMS	10/10 μg	≤11	12～14	≥15
IMP	10 μg	≤13	14～15	≥16
CIP	5 μg	≤15	16～20	≥21
VAN	30 μg	—	—	≥15
CLI	2 μg	≤14	15～20	≥21
SXT	1.25/23.75 μg	≤10	11～15	≥16

4. 倍比稀释法操作步骤

以试管稀释法为例。取灭菌小试管 11 支，按

1~11依次编号,置于试管架上。无菌操作,在每个试管中加入牛肉膏汤2 mL。用吸管吸取原浓度药液2 mL放入第1管内,反复吸匀。从第1管内吸出2 mL放入第2管,吸匀后再从第2管内吸出2 mL放入第3管⋯⋯依次操作至第9管。第10、11管不加药液后续作为阳性和阴性对照。

二、体内法

药物的体外抗菌实验只能说明药物对细菌的直接抑菌或杀菌作用。体外实验是在培养基上,即在相对静止条件下进行的,因此对于初步认为有抗菌作用的药物,还必须进行体内实验,这样可以观察宿主、细菌和药物三者相互作用的动态条件,并可观察某些药物通过机体生化代谢,其中间或最终产物具有抑菌或杀菌作用。因此,某药是否有化疗效果,能否推荐试用于临床,尚需在较为完整的动物实验基础上才能肯定。

(一) 方法

1. 预实验

(1) 菌液制备:将保存的金黄色葡萄球菌接种于MH培养基中,37℃培养18 h后,再用培养基转种一次,培养18 h后,取出备用。将上述菌液用生理盐水按10倍顺序稀释成不同浓度的菌液。再依次取不同浓度的菌液每个1 mL分别加入胃黏膜素悬液9 mL,制成菌悬液备用。每一浓度菌液分别注射给5只小鼠,观察2~3天。根据小鼠的死亡情况,找出最小致死量,即以能使80%~100%小鼠感染死亡的菌液供正式实验使用。

(2) 药物的配制及剂量选择:将待测药物配成一定浓度的溶液,再用2倍稀释法配成3种浓度的溶液,通过动物毒性预试,确定其LD_{50}和最大耐受量。以LD_{50}的1/3~1/5或最大耐受量的1/2作为实验治疗剂量的起点。可再选2~3个剂量,同时分组实验。

3. 正式实验

(1) 小鼠腹腔感染:取小鼠分6组,每组2只(20 g左右),一组给生理盐水做对照,其他组分别给几种浓度的药液,1 h后,各组小鼠均腹腔注射由5%胃黏液素悬液适当稀释的菌液0.5 mL,感染后1 h及6 h,必要时在24 h

再给药液或生理盐水 1 次,观察 7 天,记录各组小鼠死亡的时间和死亡率。以统计学的方法计算 ED_{50}。

(2) 小鼠静脉感染:取小鼠分为 7 组,每组 2 只,一组为生理盐水对照,一组为已知药物对照,其余 3 组为实验药物组,各组小鼠由尾静脉注射由 5% 胃黏液素悬液适当稀释的菌液 0.2 mL,然后每天给药 2 次,共给 7 天,观察 3 周,记录各组小鼠死亡数,计算死亡率,以统计学的方法计算 ED_{50}。

体内实验是在体外实验初步筛选基础上,对待测药物进行的进一步验证,也是药物从动物实验向临床的过渡。该法切实可靠,重复性高,能客观直接地反映药物在受感染小鼠体内的抗菌效果。如果某一药物经体内实验发现对感染小鼠具有强大的保护作用,可再用其他动物进行复证,并作进一步药理学和毒理学的实验,以验证其抗菌作用强弱和毒性大小,推动新型抗菌药物的发现和进展。因此,体内感染的保护性实验是抗菌药物研发十分关键的一步。

(二) 附录

小鼠体内实验中,常用细菌的接种量如表 9 - 2 所示。

表 9 - 2　小鼠体内实验常用细菌的接种量

菌株名称	感染度	胃黏膜素稀释后	小鼠接种后死亡时间/h
金黄色葡萄球菌	10^{-2}	10^{-3}	24
大肠埃希菌	10^{-3}	10^{-4}	24
变形杆菌	10^{-4}	10^{-2}	24~48
铜绿假单胞菌	10^{-3}	10^{-4}	48~72

实验五十三 | 诺氟沙星的体外抗菌实验

【实验目的】　熟悉诺氟沙星体外抗菌的实验原理;掌握用滤纸片法和平板稀释法检测药物抗菌能力的实验操作;观察药物浓度对其抗菌作用的

影响,学会其实验结果的判断;比较两种检测方法的异同及优缺点。

【实验原理】　诺氟沙星是第三代喹诺酮类抗菌药物,会阻碍消化道内致病细菌的 DNA 旋转酶的切割和连接作用,阻碍细菌 DNA 的复制,从而达到抑菌效果,是治疗肠炎痢疾的常用药物。

【实验器材与药品】

1. 器材　无菌小试管、试管架、无菌吸管(1 mL、10 mL)、灭菌棉签、镊子、无菌圆形滤纸(直径 6 mm)、无菌平皿、微量加样器、卡尺。

2. 药品　80 μg/mL 诺氟沙星药液、肉汤培养基、琼脂培养基、标准菌株 ATCC25923 菌液、金黄色葡萄球菌 209-P 标准株菌液、95%酒精、无菌生理盐水。

【实验方法】

1. 滤纸片法

(1)琼脂培养基置于水浴中加热融化,部分倾注于无菌平皿内冷却凝固作为底层;部分冷却至 50℃,用无菌操作法吸取金黄色葡萄球菌菌液(制备每只平板约需 0.1～0.2 mL)加入琼脂培养基中,迅速混匀,取 4～5 mL 铺于底层之上,转动平皿使带菌培养基均匀分布其中,水平放置待凝。

(2)按倍比稀释法,用无菌生理盐水将诺氟沙星药液分别稀释成各种浓度,备用。

(3)镊子沾酒精通过火焰,烧灼灭菌,反复 3 次。镊取无菌滤纸片,浸蘸不同浓度的药液,贴于平板表面,轻压纸片使接触良好,各纸片间的距离应大致相等。

(4)37℃培养 1 昼夜后,观察此滤纸片周围有无抑菌圈,用卡尺量取其直径,并计算出各药抑菌圈直径的平均值,记录实验结果。抑菌圈即无菌生长区,药液在一定浓度范围内,抑菌圈的大小表示抑菌作用的强弱,参考表 9-1,并观察各药抑菌圈直径的平均值,即可比较出各药对黄金色葡萄球菌的体外抗菌作用。

2. 平板稀释法

(1)药物原液配制:将诺氟沙星药液分别按倍比稀释法用无菌生理盐水稀释成 1∶1、1∶2、1∶4、1∶8……各种药物浓度。

(2)含药平板制备:将每种浓度的诺氟沙星药液 2 mL,加入 18 mL 冷却至50℃左右的MH培养基,迅速混匀倾注入无菌平皿中,水平放置冷却备用,制成一系列药物最终稀释浓度为1:10、1:20、1:40、1:80……的平板。对照组不加药液,直接将培养基倾注入无菌平皿即可。

(3)试验菌液配制:将金黄色葡萄球菌接种于琼脂培养基中,于适宜温度培养8～10h,取出按一定比例稀释(1:100～1:1000)。稀释前应用麦氏比浊管进行比浊,菌浓度应在108～109 CFU,然后再进行稀释,备用。

(4)将各种稀释好的试验菌液和标准菌株接种于含药平板上,用微量加样器多点接种10μL,每点接种量为2μL。接种时按含药浓度低到高的平板依次接种,最后接种不含抗菌药物的平板,以检查整个试验过程中测试菌的存活状态。

(5)放置37℃培育18～24h,取出观察各稀释度平板的细菌生长情况,记录不长菌的最高稀释度即为试验药物对受试菌的MIC。

【结果处理】　将实验结果记录在表9-3、9-4中。

1. 滤纸片法　实验结果判断标准:抑菌圈直小于10mm表示不敏感(耐药);10mm表示轻度敏感;11～15mm表示中度敏感;16～20mm表示高度敏感。

表9-3　滤纸片法结果记录

序号	药物浓度	抑菌圈直径1/mm	抑菌圈直径2/mm	抑菌圈平均直径/mm	实验结果(敏感度)
1					
2					
3					
4					

2. 平板稀释法　MIC结果判断:先观察对照平皿应有的细菌生长,然后逐个平皿与对照平皿比较,不出现肉眼可见生长的最低药物浓度(最高药物稀释度)为该药对试验菌的MIC。

表 9 - 4   平板稀释法结果记录

药物	浓度						
	1	2	3	4	5	6	7
诺氟沙星							

【注意事项】 实验中所用试管、吸管、棉签、镊子、滤纸片及各种药液配制均应无菌,并按照生物实验常规进行操作。

1. 滤纸片法

(1) 在制作琼脂培养基时,液体倾注入平板时,平板中的培养基厚薄应均匀一致,一般为 2～3 mm,以免影响抑菌圈大小。

(2) 制备含菌平板时,需将基底培养基冷却至 50℃左右再加入菌液,以免培养基温度过高而烫死细菌。菌液倒入培养基后,应迅速摇匀,使其在培养基中均匀分布。

(3) 滤纸片蘸取药液时,不宜蘸取太多,防止药液在平板中流淌,影响抑菌圈的形状和大小。

(4) 贴滤纸片时须一次性把纸片定位好,接触琼脂后就不能再移动含药滤纸片了。

(5) 37℃,18 h 为最佳培育条件,温度不均匀、培养时间过短或过长都有可能影响抑菌圈的清晰度。

(6) 标准菌株的抑菌圈应落在参考表中所示的预期范围内。如果超过该范围,应视为失控,须及时查找原因,予以纠正。

(7) 不同的抗菌药物其抑菌圈直径的敏感/耐药分界点不一样;有的抗菌药物对不同的菌种的分界点也不一致;应根据 NCCLS 最新公布的分界点数据来读取药敏实验的结果。

2. 平板稀释法

(1) 大部分配置好的抗菌药物原液在－20℃以下可以保存 3 个月,但在 4℃下只能保存 1 周,须注意存储条件和有效使用期限。

(2) 细菌接种时,须按照先接种含药浓度低的平板,然后接种含药浓度高的平板,最后接种不含抗菌药物的平板的顺序接种。

（3）每个平板同时接种标准菌株，测试结果不能超过或低于标准菌株 MIC 的预期值范围，如超过或低于预期值范围一个稀释度时，应检查原因，标准菌株是否被污染或已变异等，并重复测定。

（4）平板稀释法可用水解酪蛋白肉汤（MH）或水解酪蛋白琼脂（MHA）培养基作为稀释剂。但肉汤稀释法不适合用作为磺胺药和三甲氧苄氨嘧啶等抑菌剂的药敏试验，因为敏感菌株在被抑制前已可繁殖数代，从而使结果的终点不清。琼脂稀释法则可以。

【方法评价】

1. 滤纸片法　滤纸片法有测定方便、迅速、样品量大等特点，可以在同一个含金黄色葡萄球菌平皿内同时测定多个不同浓度的诺氟沙星样品，最适用于药物的初筛。

2. 平板稀释法　平板稀释法能直接定量地检测抗菌药物在体外对病原菌的抑制或杀灭浓度，所获得到结果准确性高，速度快，出现假阳性结果的机会少，不易出现跳管现象，能够直观地反映细菌的生长情况和药物的作用效果。此法能一药多菌地进行实验，节约药物和培养基。

思考题

（1）How to judge whether the final result is antibacterial or sterilization?

（2）Compare the filter paper method and the plate dilution method to find out their advantages and disadvantages. Think about where these two methods are suitable.

（3）Please elaborate on the mechanism of action of quinolone antibacterial drugs *in vivo*.

实验五十四　诺氟沙星的体内抗菌实验

【实验目的】　熟悉诺氟沙星体内抗菌的实验原理，掌握基本实验操作；观察诺氟沙星对受感染小鼠的疗效，学习最小致死量的确定和 ED_{50} 的计算。通过体内实验观察宿主、细菌、药物三者的相互作用,更加深入探究抗菌药物的药理作用。

【实验原理】　诺氟沙星是第三类喹诺酮类抗菌药物,会阻碍消化道内致病细菌的 DNA 旋转酶的切割和连接作用,阻碍细菌 DNA 的复制,从而达到抑菌效果,是治疗肠炎痢疾的常用药物。

【实验动物】　小鼠若干,20 g 左右,雌雄各半(雌性小鼠须无孕)。

【实验器材与药品】

1. **器材**　1 mL 注射器、小试管、试管架、电子秤、鼠笼、棉花。

2. **药品**　MH 培养基、金黄色葡萄球菌液、5% 胃黏液素悬液、诺氟沙星药液、5% 石炭酸溶液、生理盐水、70% 酒精。

【实验方法】

1. 预实验

(1) 菌液制备:将保存的金黄色葡萄球菌接种于 MH 培养基中,37℃培养 18 h 后,再用培养基转种一次,培养 18 h 后,取出备用。将上述菌液用生理盐水按 10 倍顺序稀释成不同浓度的菌液。再依次取不同浓度的菌液每个 1 mL 分别加入 5% 胃黏膜素悬液 9 mL,制成菌悬液备用。每一浓度菌液分别注射给 5 只小鼠,观察 2～3 天。根据小鼠的死亡情况,找出最小致死量,即以能使 80%～100% 小鼠感染死亡的菌液供正式实验使用。

(2) 药物的配制及剂量选择:将诺氟沙星药液配成一定浓度的溶液,再用二倍稀释法配成 3 种浓度的溶液,通过动物毒性预试,确定其半数致死量和最大耐受量。以 LD_{50} 的 1/3～1/5 或最大耐受量的 1/2 作为实验治疗剂量的起点。

2. **正式实验**　小鼠感染:取体重相近(20 g 左右)的小鼠 12 只,分 6 组,每组 2 只,1 组给生理盐水做对照,其他 5 组分别给几种浓度的诺氟沙星药液,1 h 后,各组小鼠均腹腔注射由 5% 胃黏液素悬液适当稀释的菌液 0.5 mL,感染后 1 h 及 6 h,必要时在 24 h 再给药液或生理盐水 1 次,观察 7 天,记录各组小鼠死亡的时间和死亡率。以统计学的方法计算 ED_{50}。

【结果处理】　将实验结果记录在表 9 - 5 中。

表 9-5　腹腔感染实验结果记录

组别	数量/只	菌悬液浓度	菌悬液注射量/(mL/只)	诺氟沙星注射量/(mg/kg)	死亡动物数/只	死亡率/%	ED_{50}
1	2		0.5				
2	2		0.5				
3	2		0.5				
4	2		0.5				
5	2		0.5				
6	2		0.5				

在腹腔感染时,如果对照组死亡率达 80%~100%,实验组死亡率比对照组少 25% 以上,表示该药有抗菌作用,可考虑重复实验或用其他动物验证;如实验组与对照组死亡率相近似,说明该药在现用剂量下无抗菌作用,可适当增加剂量重试;如实验组死亡率高于对照组,且死亡时间也快,说明药物的毒性影响疗效观察,应适当降低药物剂量后再试;如对照组死亡率低于 50%,表示感染菌株毒力太小,应增加感染菌液量或另选毒力大的菌株。

以小鼠死亡率为纵坐标,以药物的对数剂量为横坐标,绘制量-效反应曲线,即可求出该药的 ED_{50},并可根据下式计算其治疗指数。

$$治疗指数 = LD_{50}/ED_{50}$$

求得治疗指数后,就可以对该药作大概的了解和药效评估,治疗指数越大,证明该药越安全。

【注意事项】

(1) 实验必须设置不给药组作为对照。

(2) 接种时,菌悬液应充分摇匀,防止出现假阳性结果影响最后实验结果。

(3) 预实验中,接种菌悬液浓度和待测药物剂量选择均需准确无误,一般重复 3~5 次,防止影响下一步实验的进行和实验最终结果的判断。

(4) 实验结束后,应将全部接种过菌液的动物全部处死焚化或放入 5% 石炭酸溶液中,防止传播疫病。实验人员应按要求穿戴规范,实验后及时用肥皂洗手,所有非一次性实验器具均用酒精消毒。

(5) 实验中,注射时小心操作,防止针头戳伤自己和他人;实验结束后,及时并妥善处理实验中用过的针头。

【方法评价】 体内实验是在体外实验初步筛选基础上,对待测药物进行的进一步验证,也是药物从动物实验向临床的过渡。该法切实可靠,重复性高,能客观直接地反映药物在受感染小鼠体内的抗菌效果。如果某一药物经体内实验发现对感染小鼠具有强大的保护作用,可再用其他动物进行复证,并作进一步药理学和毒理学的实验,以验证其抗菌作用强弱和毒性大小。推动新型抗菌药物的发现和进展。因此体内感染的保护性实验是抗菌药物研发十分关键的一步。

思考题

(1) In this experiment, what is the effect of 5% gastric mucin suspension besides diluting bacterial suspension?

(2) Please explain the definition and meaning of ED_{50}, LD_{50} and therapeutic index.

第二节 链霉素的毒性反应和钙的拮抗作用

实验五十五 链霉素的毒性反应和钙的拮抗作用（小鼠实验法）

【实验目的】 观察硫酸链霉素引起的急性中毒症状及氯化钙对其毒性反应的拮抗作用。

【实验原理】 链霉素是一种氨基糖苷类抗生素,其大剂量腹膜内或胸膜内给药或静脉滴注速度过快时,与血液中游离的钙离子络合,从而抑制钙离子参与的乙酰胆碱释放,有阻滞神经肌肉冲动传导的作用,出现心肌抑制、血压下降、四肢瘫痪和呼吸衰竭等中毒性症状。而钙制剂能提高血液中游离的钙离子浓度,增加乙酰胆碱释放,对链霉素中毒有拮抗作用。本实验在小鼠体内注射过量的链霉素,使其发生急性中毒,在注射钙制剂后,观察氯化钙对抗链霉素中毒小鼠的保护作用。

【实验动物】 小鼠 3 只,20 g 左右,雌雄不限。

【实验仪器与药品】

1. 器材 电子秤、1 mL 注射器、鼠笼、大烧杯。

2. 药品 7.5%硫酸链霉素溶液、5%氯化钙溶液、生理盐水、70%酒精。

【实验方法】

(1) 取性别相同,体重相近的小鼠 3 只,编号,标记,称重。实验前观察并记录其正常呼吸、四肢肌张力、翻正反射情况。

(2) 1 号鼠按 0.1 mL/10 g 体重腹腔注射生理盐水,2 和 3 号鼠按 0.1 mL/10 g 体重腹腔注射 7.5%硫酸链霉素溶液;观察并记录给药后小鼠的呼吸、肌张力、翻正反射情况。

(3) 待小鼠出现四肢无力、呼吸困难、发绀等明显的中毒症状后,立刻进行给药解救。2 号鼠按 0.1 mL/10 g 体重腹腔注射生理盐水,3 号鼠按 0.1 mL/10 g 体重腹腔注射 5%氯化钙溶液;观察并记录解救后小鼠的呼吸、肌张力、翻正反射情况。

【结果处理】 将实验结果记录在表 9 - 4 中。

表 9 - 6 小鼠硫酸链霉素的中毒反应与解救

小鼠	体重/g	用药情况	症状		
			呼吸/(次/min)	四肢肌张力	翻正反射
1		用药前			
		给生理盐水后			
2		用药前			
		给硫酸链霉素后			
		给生理盐水后			
3		用药前			
		给硫酸链霉素后			
		给氯化钙后			

【注意事项】

（1）实验小鼠较脆弱敏感,在实验中捉拿小鼠时动作应轻柔,避免过度刺激引发小鼠活动增多而影响实验结果、小鼠意外死亡和小鼠应激而被咬伤。

（2）在给小鼠腹腔注射大量链霉素后,一般在 10～15 min 左右出现中毒反应,并逐渐加重。在出现明显的中毒反应后,应及时进行解救,防止小鼠中毒死亡。

（3）在给药和解救后,应观察和及时记录小鼠呼吸、肌张力、翻正反射情况。

（4）在观察四肢肌张力时,将小鼠放于粗糙表面(如铁丝鼠笼表面),抓住鼠尾往后拖,根据阻力可将其分为正常、较弱、很弱和无力 4 个等级。

（5）在观察翻正反射时,可将其分为正常、增加和减少 3 个等级。

（6）实验中,腹腔注射时小心操作,防止针头戳伤自己和他人;实验结束后,及时并妥善处理实验中用过的针头。

【方法评价】 小鼠实验法是探究链霉素的毒性反应和钙的拮抗作用的常用方法。小鼠体型小,性情温顺,对外来刺激比较敏感,且生产繁殖快,易于饲养和管理。实验成本较低,对实验人员操作的限制较小,实验现象明显,是最基础最常选用的体内实验方法之一。

思考题

（1）What is the cause of streptomycin acute poisoning? Please describe its mechanism *in vivo*.

（2）What are the adverse reactions of humans and animals in acute streptomycin poisoning?

实验五十六 | 链霉素的毒性反应和钙的拮抗作用（家兔实验法）

【实验目的】 观察硫酸链霉素引起的急性中毒症状及氯化钙对其毒性反应的拮抗作用。

【实验原理】　链霉素是一种氨基糖苷类抗生素，其大剂量腹膜内或胸膜内给药或静脉滴注速度过快时，与血液中游离的钙离子络合，从而抑制钙离子参与的乙酰胆碱释放，有阻滞神经肌肉冲动传导的作用，出现心肌抑制、血压下降、四肢瘫痪和呼吸衰竭等中毒性症状。而钙制剂能提高血液中游离的钙离子浓度，增加乙酰胆碱释放，对链霉素中毒有拮抗作用。

本实验在家兔体内注射过量的链霉素，使其发生急性中毒，在注射钙制剂后，观察氯化钙对抗链霉素中毒家兔的保护作用。

【实验动物】　家兔 2 只，2～3 kg，雌雄不限。

【实验仪器与材料】

1. **器材**　5 mL 注射器、婴儿秤、人工呼吸机、剪刀、橡皮导管、棉球；

2. **药品**　25％硫酸链霉素溶液、5％氯化钙溶液、0.05％甲基硫酸新斯的明溶液、70％酒精。

【实验方法】

(1) 取体重相近的家兔 2 只，编号，标记，称重。实验前观察并记录其正常呼吸、四肢肌张力及翻正反射情况。

(2) 两只兔子分别按 2.4 mL/kg 体重肌内注射制好的 25％硫酸链霉素溶液，观察其变化并及时记录。

(3) 当家兔出现呼吸麻痹、四肢瘫软等明显中毒现象时，立刻进行解救。1 号兔，将橡皮导管的两端，一端与人工呼吸机出气口相连，另一端插入家兔一侧鼻孔，持续给予人工呼吸，观察其是否能够恢复，并记录；2 号兔，将橡皮导管的两端，一端与人工呼吸机出气口相连，另一端插入家兔一侧鼻孔，持续给予人工呼吸，同时从家兔耳缘静脉缓慢注射 5％氯化钙溶液（1.6 mL/kg）和 0.05％甲基硫酸新斯的明溶液（0.3 mL/kg），观察其是否能够恢复，并记录。

【结果处理】　将实验结果记录在表 9-7 中。

表 9-7　家兔硫酸链霉素的中毒反应与解救

家兔	体重/g	用药情况	症状		
			呼吸/(次/min)	四肢肌张力	翻正反射
1		用药前			
		给硫酸链霉素后			

续表

家兔	体重/g	用药情况	症状		
			呼吸/(次/min)	四肢肌张力	翻正反射
2		用药前			
		给硫酸链霉素后			
		给氯化钙和新斯的明后			

【注意事项】

（1）肌内注射最好选在家兔大腿外侧肌肉多处，消毒后垂直注射。

（2）兔耳缘静脉注射时，试推注射器针芯，若阻力较大或出现局部肿胀，说明针头没有刺入静脉，应立即拔出针头；若推注阻力不大，则可将药物缓缓注入。

（3）家兔在肌内注射大量链霉素后，一般在 30～60 min 出现中毒反应，并逐渐加重。在出现明显的中毒反应后，应及时进行解救，防止家兔中毒死亡。

（4）在注射氯化钙溶液时，应缓慢推注，防止出现高钙惊厥。

（5）在给药和解救后，应观察并及时记录家兔呼吸、肌张力及翻正反射情况。

（6）实验中，注射时小心操作，防止针头戳伤自己和他人；实验结束后，及时并妥善处理实验中用过的针头。

【方法评价】 家兔实验法是在小鼠的基础上对链霉素毒性反应和钙的拮抗作用的进一步复证。家兔胸腔结构特殊，体温变化敏感。但同时因其体型较大，实验步骤复杂，对操作要求较高，且费用较小鼠来说更加昂贵。

？思考题

（1）What's the reason that calcium preparation has an antagonistic effect on streptomycin poisoning? Please briefly describe its mechanism.

（2）In the rabbit experiment，what's the effect of increasing the artificial respiration of poisoned rabbits?

实验五十七 | 链霉素的毒性反应和钙的拮抗作用（豚鼠实验法）

【实验目的】　观察硫酸链霉素引起的急性中毒症状及氯化钙对其毒性反应的拮抗作用。

【实验原理】　链霉素是一种氨基糖苷类抗生素，大剂量腹膜内或胸膜内给药或静脉滴注速度过快时，与血液中游离的钙离子络合，从而抑制钙离子参与的乙酰胆碱释放，有阻滞神经肌肉冲动传导的作用，出现心肌抑制、血压下降、四肢瘫痪和呼吸衰竭等中毒性症状。而钙制剂能提高血液中游离的钙离子浓度，增加乙酰胆碱释放，对链霉素中毒有拮抗作用。

本实验在豚鼠体内注射过量的链霉素，使其发生急性中毒，在注射制剂后，观察氯化钙对抗链霉素中毒豚鼠的保护作用。

【实验动物】　豚鼠 2 只，350 g 左右，雌雄不限。

【实验仪器与材料】

1. **器材**　电子秤、1 mL 注射器、棉签、剪刀。

2. **药品**　30％硫酸链霉素溶液、5％氯化钙溶液、生理盐水、70％酒精。

【实验方法】

（1）取体重相近的豚鼠 2 只，编号，标记，称重。实验前观察并记录其正常呼吸、四肢肌张力、翻正反射情况。

（2）每只豚鼠按 0.2 mL/100 g 体重肌内注射配制好的 30％硫酸链霉素溶液，观察其变化并及时记录。

（3）当豚鼠出现四肢无力、呼吸困难等明显中毒现象后，立刻进行解救。1 号豚鼠，腹腔注射生理盐水，观察并记录呼吸、肌张力、翻正反射情况；2 号豚鼠，按 0.5 mL/kg 体重腹腔注射 5％氯化钙溶液，观察并记录呼吸、肌张力、翻正反射情况。

【结果处理】　将实验结果记录在表 9 - 8 中。

表 9 - 8　豚鼠硫酸链霉素的中毒反应与解救

豚鼠	体重/g	用药情况	症　状		
			呼吸/(次/min)	四肢肌张力	翻正反射
1		用药前			
		给硫酸链霉素后			
		给生理盐水后			
2		用药前			
		给硫酸链霉素后			
		给氯化钙后			

【注意事项】

（1）肌内注射最好选在豚鼠臀部肌肉多处,消毒后垂直注射。

（2）豚鼠在肌内注射大量链霉素后,一般在 30～60 min 出现中毒反应,并逐渐加重。在出现明显的中毒反应后,应及时进行解救,防止豚鼠中毒死亡。

（3）在注射氯化钙溶液时,应缓慢推注,防止出现高钙惊厥。

（4）除腹腔注射外,5%氯化钙溶液还可按 0.16 mL/100 g 体重,于前肢或后肢进行静脉注射。

（5）在给药和解救后,应观察和及时记录豚鼠呼吸、肌张力、翻正反射情况。

（6）实验中,注射时小心操作,防止针头戳伤自己和他人;实验结束后,及时并妥善处理实验中用过的针头。

【方法评价】　豚鼠性情温顺,易致敏,其接受致敏物质的反应程度大于家兔和小鼠。因此,在实验中,豚鼠症状更加明显,易于观察。但豚鼠体型较小鼠更大,对操作要求更高,且实验经费更高。

思考题

Which drugs can be used to rescue streptomycin poisoning in clinical practice?

第三节 抗肿瘤药物实验

肿瘤的化学治疗目前还是一项有效的治疗措施,但用于临床的抗肿瘤药物普遍存在选择性差、毒副作用大及易产生耐药性等问题。因此,继续寻找选择性高、毒副作用小的抗癌药是抗肿瘤新药研究的重点。每年都有大量化合物(合成药、天然产物和微生物发酵产物)出现,如何进行药物初筛仍是工作的一个重要环节。

抗肿瘤药物筛选的方法主要分为体内和体外两大类。体外法主要是在细胞水平,检测药物对人源肿瘤细胞系体外培养的生长抑制水平,从而对药物进行初步筛选。体内法是在动物水平进行,通过构建动物模型,观察药物在动物体内的抑癌效果,从而进行药物筛选。抗肿瘤药物的筛选方法很多,每种方法有各自的优势和劣势,单独用一种方法很难肯定药物的抗癌作用,需将部分方法联合使用,才能达到最佳的筛选效果。

一、体内法

目前,临床所使用的抗肿瘤药物,大多数是通过动物移植性肿瘤实验法筛选而被发现的,移植性肿瘤动物模型是现代肿瘤研究中应用得最广、最有价值的模型。其优点包括:①可使一群动物被同时接种同样量的瘤细胞,生长速率比较一致,个体差异较小,接种成活率近100%;②对宿主的影响相类似,易于客观判断疗效;③可在同种或同品系动物中连续移植,长期保留供试验用;④试验周期一般较短,试验条件易于控制等。但是这类肿瘤生长速度快、增殖比高、体积倍增时间短、肿瘤生命性质简单,与人类肿瘤具有明显不同;特别是与人类的致死性实体恶性肿瘤生命性质、与生长发生机制差异更大。存在着能够为现代肿瘤基础生命科学研究模拟人类恶性肿瘤综合生命性质的局限性、片面性。

常用的动物实体瘤株可分为腹水癌、肉瘤和白血病3类。现在世界上保有近500种的动物移植瘤,但常用于筛药的不到40种,多数为小鼠肿瘤,其次是大鼠和仓鼠移植瘤,包括小鼠 L1210 淋巴白血病、艾氏腹水瘤、Friehd 病毒白血病、肉瘤 180、Lewis 肺癌、腺癌 755、白血病 615……由于各种动物移植瘤对药物的敏感性不同,因此筛选不同类型的新药需要用到不同的动物移植瘤模型。

二、体外法

以人源或动物源肿瘤细胞的短期和长期培养作为筛选系统,来观察药物的抗肿瘤作用。体外法一般方法简便、快速,用药量少,能大量筛选。但体外实验是在相对静止条件下进行的,脱离了机体的整体性,不能反映出药效、毒性和机体代谢各方面的相互关系,而且常有假阳性和假阴性结果,所以必须结合体内实验一起进行。常用的体外法如下。

1. MTT 法　MTT 法是目前实验室最常用的体外抗肿瘤药物筛选法,是根据活的增殖细胞能代谢 MTT,使 MTT 形成一种蓝紫色的化合物甲瓒(formazn),沉淀于细胞内或周围(形成的甲瓒的量与细胞增殖程度成正比关系)而建立的比色分析法。

2. SRB 法　SRB 是一种蛋白质结合染料,可与生物大分子中的碱性氨基酸结合,其颜色变化与活细胞蛋白成正比,特别适用于大规模筛选药物。但 SRB 法仅限于贴壁细胞,染色步骤多,操作复杂,易造成人为误差。

3. 接触染色法　动物的腹水癌细胞稀释液加药后,被杀死的癌细胞因膜的通透性改变,可在 37℃下,24 h 内被台盼蓝染色,活的癌细胞则不能。在显微镜下可进行鉴别计数,以染色率达到 50% 以上者作为初筛有效。

4. 呼吸抑制法　用组织呼吸仪测定药物对肿瘤细胞需氧代谢抑制率,以抑制率达 50% 以上者作为初筛有效。

5. ^{3}H - TdR 掺入法　该法能客观反映出多种化疗药物或药物组对肿瘤细胞生长的不同抑制效果,操作简单。但由于 ^{3}H - TdR 带有放射性,不如其他试剂安全。

6. 组织培养法　将动物,特别是人体肿瘤细胞人工培养后,加入一定量的药物,以观察对该种细胞生长的影响、细胞的数量以及形态变化。

此外,也有用精原细胞、噬菌体等非肿瘤系统来筛选抗肿瘤药者。

实验五十八 │ 抗肿瘤药物氟尿嘧啶的体外筛选(MTT 法)

【实验目的】　了解检测抗肿瘤药物氟尿嘧啶(5 - FU)抑制细胞生长活性的一种方法——MTT 法。学习其检测原理,通过实验掌握 MTT 法的实验操作,掌握抗癌药物抑制率的计算方法。

【实验原理】　MTT 又名噻唑蓝,其化学名为 3 -(4,5 -二甲基噻唑- 2)- 2,5 -二苯基四氮唑溴盐,是一种黄色染料。MTT 比色法是一种检测细胞存活和生长的办法。其检测原理为活细胞线粒体中的琥珀酸脱氢酶能使外源性 MTT 还原为水不溶性的蓝紫色结晶甲䐶并沉积在细胞中,而死细胞无此功能。二甲基亚砜(DMSO)能溶解细胞中的甲䐶,用酶联免疫吸附检测仪在 490 nm 波长处测定其吸光值,可间接反映活细胞数量。在一定细胞数范围内,MTT 结晶形成的量与细胞数成正比。该方法已广泛用于大规模的肿瘤药物筛选。

【实验器材与药品】

1. **器材**　96 孔细胞培养板、移液枪、离心管、计数板、显微镜、酶联免疫吸附检测仪、CO_2 培养箱。

2. **药品**　A549 肺癌细胞株、0.25% 5 - FU 溶液、10% 胎牛血清 RPMI 1640 培养基、5 mg/mL MTT 溶液、DMSO、0.25% 胰蛋白酶溶液。

【实验方法】

(1) 用 0.25% 胰蛋白酶消化分离 A549 肺癌细胞,加入适量 10% 胎牛血清 RPMI 1640 培养基,吹散细胞,形成均匀的单细胞悬液,以每孔 $10^3 \sim 10^4$ 个细胞接种于 96 孔板中,每孔体积 200 μL。将 96 孔板放入 CO_2 培养箱,37℃、5% CO_2、饱和湿度条件下培养。

(2) 至细胞单层铺满孔底后,加入浓度梯度的 5 - FU(一般 5～7 个梯度,每孔 200 μL,每个浓度设 5 个副孔)。37℃、5% CO_2、饱和湿度条件下培养16~48 h,倒置显微镜下观察。

（3）每孔加入5 mg/mL MTT溶液20 μL，继续放入CO_2培养箱，37℃、5% CO_2、饱和湿度条件下培养4 h。

（4）4 h后取出，用移液枪小心吸出每孔中的上清液，弃去，再每孔加入150 μL DMSO，震荡10 min使结晶充分溶解。

（5）在酶联免疫吸附检测仪OD 490 nm测量各孔吸光度，记录结果，计算细胞存活率，以药物浓度为横坐标，细胞存活率为纵坐标绘制细胞存活率曲线。

（6）同时设置空白组（培养基、MTT、DMSO），对照组（细胞、相同浓度的药物溶解介质、培养基、MTT、DMSO）。

【结果处理】 按照下式计算细胞存活率，按表9-9记录实验结果，并绘制曲线（图9-4）。

$$细胞存活率 = \frac{测试组\ OD\ 平均值 - 空白组\ OD\ 平均值}{对照组\ OD\ 平均值 - 空白组\ OD\ 平均值} \times 100\%$$

表9-7   MTT法实验结果

项目	序　号				
	1	2	3	4	5
5-FU浓度/(μg/mL)					
测试组OD平均值					
细胞存活率(100%)					

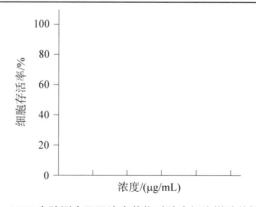

图9-4   MTT实验测定不同浓度药物对肿瘤细胞增殖的抑制作用

【注意事项】

(1) 在 MTT 实验前,要进行预实验检测细胞贴壁率、倍增时间及不同接种细胞数条件下的生长曲线,确定实验中每孔的接种细胞数和培养时间,防止细胞过满。这样,才能保证 MTT 结晶形成的量与细胞数呈线性关系。

(2) 如果 96 孔板中加入了具有氧化还原性的药物,如谷胱甘肽、维生素 E、维生素 C,在加入 MTT 前,应先用 PBS 将细胞清洗,以防这些药物将 MTT 还原成棕褐色沉淀。

(3) 在理想的 MTT 实验中,不加药物处理的空白组的吸收值应该在 0.8~1.2,太小检测误差占的比例较多,太大吸收值可能超出线性范围。

(4) 高的血清物质会影响试验孔的光吸收值,因此一般选用<10%胎牛血清的培养基进行。在呈色后,尽量吸净孔板内残留培养液。

(5) 如加入 MTT 后有个别孔立即变为蓝黑色,则污染的可能性极大。在加 MTT 前可以先在显微镜下观察,看是否有孔染菌。

(6) 在吸孔板上清液时,对于悬浮生长的细胞,需 1 000 r/min,5 min 离心,然后再吸去上清液。

(7) MTT 溶液的配制方法:称取 250 mg MTT,放入小烧杯中,加入 50 mL PBS 在磁力搅拌机上搅拌 30 min,用 0.22 μm 的微孔滤器除菌,分装,4 ℃保存,2 周内有效。MTT 有致癌性,用的时候操作小心并佩戴手套。

【方法评价】 MTT 法灵敏度高、重复性好,操作简便、经济、快速、无放射性污染,与其他检测细胞活力的方法具有良好的相关性;但由于 MTT 经还原所产生的甲臜产物不溶于水,需被溶解后才能检测,这使工作量增加,也会对实验结果的准确性产生影响,而且溶解甲臜的有机溶剂 DMSO 对实验者也有损害。

思考题

(1) Please briefly describe the mechanism of MTT method.

(2) In addition to the MTT method, what other methods can detect cell viability? Please list a few, compare them with the MTT method, and state their advantages and disadvantages.

实验五十九 | 氟尿嘧啶对小鼠肉瘤 S_{180} 的实验治疗

【实验目的】 研究氟尿嘧啶(5-FU)对小鼠肉瘤 S_{180} 的抑制作用,了解其作用机制,掌握抗肿瘤药物体内筛选的基本实验操作。

【实验原理】 5-FU 具有抗肿瘤活性,能够抑制肿瘤的生长。本实验通过给小鼠接种 S_{180} 肉瘤细胞,建立荷瘤动物模型,在给予 5-FU 后,观察其对肿瘤生长的抑制效果,并计算抑瘤率,从而进一步评价药物的抗癌活性。

【实验动物】 昆明小鼠 20 只,18～20 g,雄性。

【实验器材与药品】

1. **器材** 注射器、烧杯、眼科弯镊、解剖剪、培养皿、棉球、电子秤、鼠笼。

2. **药品** 0.25% 5-FU 溶液、无菌生理盐水、70%酒精。

【实验方法】

(1) 取小鼠 S_{180} 细胞株腹腔内接种 8 天的种鼠,无菌条件下用 5 mL 注射器抽吸出 1～2 mL 牛奶状、较黏稠的腹水,用无菌生理盐水按体积比 1∶6 稀释,并充分混匀待用。

(2) 将 20 只小鼠编号,随机分为两组,即给药组和对照组,每组各 10 只。将制备好的供接种用的肿瘤细胞悬液于小鼠腋窝处皮下注射,0.2 mL/只。

(3) 接种 24 h 后开始给药救治。

给药组:腹腔注射 0.25% 5-FU 溶液,按 0.25 mg/10 g 体重给药,每天 1 次。

对照组:腹腔注射无菌生理盐水,按 0.1 mL/10 g 体重给药,每天 1 次。

(4) 给药期间记录小鼠体重和肿瘤体积变化,并观察小鼠有无排稀便、拒食等现象,如有异常应减少给药剂量或暂停给药,疗程结束时,小鼠体重下降应不超过 15%。

(5) 10 日后,小鼠逐个称重,全部处死并分离瘤体,用电子秤称量瘤重,检查肿瘤有无坏死、感染等情况。

【结果处理】 将实验结果记录在表 9-10 中。

表 9-10 5-FU 对小鼠肉瘤 S_{180} 的实验治疗结果

组别	疗程/d	5-FU 给药剂量	动物数量 n		平均体重/g		平均瘤重/g	肿瘤生长抑制率/%
			开始	结束	开始	结束		
给药组								
对照组		—						

分别计算给药组和对照组的平均瘤重,并按下式,计算肿瘤生长抑制率:

$$抑制率 = \frac{对照组平均瘤重 - 给药组平均瘤重}{对照组平均瘤重} \times 100\%$$

所得结果均应按统计学方法计算。

【注意事项】

(1)抽取种鼠腹水、配制肿瘤细胞悬液和接种肿瘤的全过程应严格保证无菌操作,以免感染影响实验结果。

(2)小鼠腹水抽取方法:将小鼠脱颈椎处死后,立即抽取腹水,将小鼠腹部朝上,用 70% 酒精棉消毒腹部毛发,一只手用镊子将腹部皮肤提起,另一只手用手术剪将皮肤剪开一个小口,用镊子沿口向头尾方向将皮肤撕开,露出腹膜完整的腹部。在腹侧较低点进针,针孔朝下,抽取腹水。

(3)对照组平均瘤块重应大于 1 g,最小至少大于 0.4 g,否则弃去。

(4)接种时操作要快,整个操作在 30 min 内完成。

(5)实验中,腹腔注射时小心操作,防止针头戳伤自己和他人;实验结束后,及时并妥善处理实验中用过的针头。

(6)在解剖小鼠,剥离瘤块时,应将瘤块周围正常组织除去,防止影响实验结果。

(7)本实验需重复 3 次,以验证可靠性。

【方法评价】 S_{180} 肿瘤移植法,通过建立小鼠荷瘤模型,观察药物在体内对肿瘤细胞的抑制作用。在体外初筛的基础上,对待测药物进行进一步的验证。该方法与自发和诱发的动物肿瘤模型相比,更易成功,较少出现假阳性和假阴性结果,且结果切实可靠,重复性高。如果某一药物经该法发现对小鼠肿瘤抑制率高于 30%,可再用其他动物进行复证,并作进一步药理毒理学研究。

❓思考题

（1）What should be paid attention to when extracting ascites from mice?

（2）When dealing with the tumor, how to distinguish the tumor from the surrounding normal tissues?

实验六十 | 小鼠（裸鼠）肾被膜下人癌细胞移植法

【实验目的】　掌握建立癌症原代组织块小鼠（裸鼠）肾被膜移植瘤模型的方法，观察移植瘤的肿瘤生物学特性，了解通过移植性肿瘤试验筛选抗肿瘤药物。

【实验原理】　BALB/c 裸小鼠 T 淋巴细胞缺陷，NOD/SCID 小鼠 T 淋巴细胞、B 淋巴细胞和 NK 细胞缺陷，两种免疫缺陷鼠均可用于肿瘤研究。由于免疫缺陷，小鼠（裸鼠）机体不能排斥同种异体和异种间的组织器官移植，人类的肿瘤能在其体内生长，可用于研究人类移植性肿瘤生长和转移。

现发现免疫功能正常的小鼠体内，肾囊膜下生长的人体肿瘤在较短时间内能够逃避机体的免疫排斥而生长。且肾囊膜下营养丰富，适合癌细胞生长；肾被膜透明，便于镜下测量肿块大小，故人体癌细胞可以移植于小鼠肾被膜。

【实验动物】　NOD/SCID 小鼠或 BALB/c 裸鼠各 12 只，6～8 周龄，体重 18～22 g，雌雄不限，在无特定病原体条件下饲养。

【实验器材与药品】

1. 仪器　超净工作台、烧杯、4 倍放大的体视镜、无影灯、手术刀、解剖剪、眼科镊、套管针及缝针缝线。

2. 药品　Hank 液、0.01 mol/L PBS 缓冲液、0.2％环磷酰胺溶液、乙醚/4.3％水合氯醛溶液、青霉素-生理盐水（80 万单位青霉素溶于 500 mL 生理盐水）、碘酊、70％酒精。

3. 其他　人新鲜肿瘤组织（如肺癌、乳腺癌等）。

【实验方法】

（1）从手术室无菌取肺肿瘤组织转移至含 15 mL Hank 液的无菌离心管中，4℃运至实验室。在实验室超净工作台中用 0.01 mol/L PBS 缓冲液清洗 3 次，去除正常组织及坏死肿瘤组织，将瘤体剪成 1.0～1.5 mm³ 大小的瘤块，填入套管针尖端内。

（2）小鼠（裸鼠）按 0.01 mL/g 的剂量给予 4.3% 水合氯醛溶液腹腔注射麻醉或使其吸入乙醚麻醉，5 min 后依次用碘酒及 70% 酒精消毒小鼠（裸鼠）背部手术部位。固定小鼠（裸鼠）后，在右侧腹纵切口使右侧肾脏暴露。

（3）用青霉素-生理盐水湿润肾被膜，再用套管针穿刺肾盂相应的肾被膜，进针后推入针芯，将肿瘤组织送入肾被膜内。

（4）将右肾放回腹腔恢复原位，腔中注入青霉素-生理盐水，依次缝合腹膜和皮肤上的切口，在伤口上涂抹碘酊，结束手术。

（5）将做完手术的小鼠（裸鼠）放回笼中，注意保暖并置于日光灯下待其苏醒。术后继续饲养，自由进食。

（6）将小鼠（裸鼠）随机分成两组，对照组和给药组各 6 只。第 2 天起，给药组小鼠腹腔注射 0.2% 环磷酰胺溶液 0.2 mL/只，对照组则注射等量生理盐水，每天 1 次，共 5 天。第 7 天处死小鼠，切除带瘤肾脏，用体视显微镜测量瘤径大小。裸鼠则给药 10 天，第 12 天处死。

【结果处理】　测得移植瘤体的长径（L）、短径（W），按下列公式计算肿瘤体积：

$$肿瘤体积 = L \times W^2 / 2$$

测得各鼠瘤体积（mm³）和重量（g），求每组的平均瘤体积±标准差，按下式计算抑制率：

$$肿瘤抑制率 = \frac{对照组平均瘤体积 - 给药组平均瘤体积}{对照组平均瘤体积} \times 100\%$$

根据肿瘤重量计算抑制率：

$$抑制率 = \frac{给药组平均肿瘤重量(T)}{对照组平均肿瘤重量(C)} \times 100\%$$

【注意事项】

（1）所有器械使用前必需湿热灭菌并烘干。手术前开紫外灯照射30 min。用毕后用酒精棉球擦干净放回器械盒中。

（2）从手术中获得的人瘤组织须在摘取后4 h内接种完毕。

（3）如果采用小鼠作为实验对象，则在麻醉后要将小鼠背部的毛用手术剪剪去，再进行消毒，剪开腹膜。

（4）麻醉后有必要对麻醉效果进行评价：如果给小鼠剪毛和剪开皮肤时不会剧烈反抗（轻微反抗是正常的），眼睛、脚掌和尾巴血色充盈，则视为麻醉效果较好；如果麻醉过度，则小鼠毫无反抗，并且全身血色渐渐褪去，眼睛、脚掌和尾巴渐渐发暗，则视为麻醉过度，应放弃该受体；如果麻醉后或手术过程中，小鼠呼吸困难（此时会做几次连续深度呼吸）、呼吸停止或排尿，则受体即将死亡。

（5）用青霉素-生理盐水湿润肾被膜这点很重要，否则肾被膜表面水分蒸发后会变得很硬，套管针无法穿刺。穿刺肾被膜时动作要小心，以免刺破肾脏，小鼠出血而死。

（6）实验要注意防止被动物咬伤，防止动物逃逸。

（7）实验结束后请把器械清洗干净，整理齐全，将废弃物、动物尸体分类存放。

【方法评价】　小鼠（裸鼠）肾被膜下移植法疗效评价客观、敏感、可靠、重复性高。移植肿瘤块来自人体，更能反映人体肿瘤特点，筛选的抗癌新药针对性强。本法缺点是裸鼠等动物价格昂贵，且不能长期给药用来筛选慢性抗癌药物。

思考题

（1）Why can't the mouse subrenal capsule transplantation method be administered for long-term screening of chronic antitumor drugs?

（2）Why should renal capsule be used as tumor transplantation site?

（梁　欣）

第十章　综合性实验

实验六十一 ｜ 阿司匹林综合性实验

阿司匹林（乙酰水杨酸），可由水杨酸乙酰化制备获取。阿司匹林作为解热镇痛药，已应用百年，是医学史上三大经典药物之一，具有解热镇痛、抗风湿、抑制血小板聚集的作用，常用于感冒发热、头痛、肌肉痛、关节炎及心脑血管疾病等，药效迅速且稳定。

一、药理部分

该部分主要研究阿司匹林的抗炎、镇痛以及抗血栓作用。本实验主要测量阿司匹林对大鼠足跖肿胀的影响、对化学法/热板法引起的疼痛的镇痛作用以及对大鼠动静脉旁路抗血栓形成的作用。

实验 61-1　阿司匹林对大鼠足跖肿胀的影响

【实验目的】　掌握鸡蛋清等致炎物质导致大鼠后肢足跖炎症性肿胀模型的制作方法，观察炎症的发生以及阿司匹林的抗急性炎症肿胀的作用。

【实验原理】　新鲜的鸡蛋清为异体蛋白，进入机体后可在短时间内引起组织的急性炎症反应，引起局部血管扩张，通透性增强，导致发生炎症的部位明显肿胀、体积增大。

阿司匹林是非甾体抗炎镇痛药,可通过多种方式明显抑制各种致炎因素引起的炎症,从而改善红、肿、热、痛等症状。本实验通过测定大鼠足跖肿胀程度,观察炎症的发生及阿司匹林的抗炎作用。

【实验动物】　SD大鼠2只,雄性,体重(200 ± 20)g,在无特定病原体条件下饲养。

【实验器材和药品】

1. **器材**　大鼠固定器、1 mL注射器、足趾容积测量仪、大鼠灌胃器。

2. **药品**　10%鲜鸡蛋清溶液、0.3%阿司匹林-生理盐水溶液、生理盐水、蒸馏水。

【实验方法】

(1) 取0.3 g阿司匹林溶于99.7 mL生理盐水中,制成0.3%的阿司匹林-生理盐水溶液。

(2) 将2只大鼠分组,称重并做好标记。给实验组大鼠灌胃0.3%阿司匹林-生理盐水溶液,剂量为0.3 mL/100 g,给对照组大鼠灌胃同等体积的蒸馏水。

(3) 用油性标记笔或圆珠笔在大鼠右后肢踝关节画线作为测量标线,将鼠足缓缓放入测量筒内,当水平面与鼠足上的测量标线重叠时,踏动脚踏开关,记录足趾容积。

(4) 在注射药物30 min后,从右后足掌心向踝关节方向皮下均匀(多点)注射10%鲜鸡蛋清溶液0.1 mL。

(5) 在注射致炎物后的15 min、30 min、45 min及1 h分别测量足趾容积。

【结果处理】　计算足跖肿胀度和肿胀率:

$$肿胀度 = 致炎后足跖体积 - 致炎前足跖体积$$

$$肿胀率 = \frac{致炎后足跖体积 - 致炎前足跖体积}{致炎前足跖体积} \times 100\%$$

将实验结果记录在表10-1中。

表 10 - 1　阿司匹林对大鼠足跖肿胀度的影响

组别	体重/g	药物药量/mL	正常右后足跖体积	致炎后足跖肿胀程度/mL				致炎后足跖肿胀率/%			
				15 min	30 min	45 min	1 h	15 min	30 min	45 min	1 h
对照组											
实验组											

【注意事项】

（1）10％鲜鸡蛋清溶液需要在临用前配制。

（2）测定大鼠足体积时，选定统一位置（大鼠足外踝关节突起处）测量。测量动作要熟练，要指定一名同学专门负责，尽量减少误差。

（3）测定大鼠足体积时不要将鼠足插入过深，避免测量杯中水移除，影响准确性。

（4）注射致炎剂时，实验者应将动物后肢拉直，先自跖中部皮下向上注入一部分，然后掉转针头向下注完，注意药液勿外漏。

【方法评价】　雄性大鼠对致炎剂十分敏感，肿胀度高，差异性小，用阿司匹林处理后，抗炎作用显著。

思考题

（1）Why should male animals be selected as experimental subjects in anti-inflammatory experiments?

（2）What are the main factors affecting the results of this experiment?

实验 61 - 2　阿司匹林镇痛实验

化学法及热板法实验参见第六章。

实验 61 - 3　阿司匹林对大鼠动静脉旁路抗血栓形成实验

【实验目的】　学习大鼠动静脉旁路血栓形成的实验方法，掌握动静脉插管的方法，观察阿司匹林的抗血栓作用。

【实验原理】　动静脉旁路血栓形成模型一般采用大鼠，也可用家兔。

麻醉后,气管插管,分离一侧颈总动脉和另侧颈外静脉。在颈总动脉和颈外静脉之间接3段相连的聚乙烯管,管中充满肝素生理盐水,中段内放一段丝线,形成旁路静脉血流。血流中的血小板在接触丝线粗糙面时发生黏附、聚集,形成血小板血栓。经一定时间后取出沿丝线形成的血栓,称其湿重和干重,比较组间重量差,即可了解药物是否有抗血栓的作用。

【实验动物】　成年健康雄性 SD 大鼠 2 只,体重 260~300 g,在无特定病原体条件下饲养。

【实验器材和药品】

1. 器材　大鼠手术台、手术刀、动脉夹、聚乙烯软管、4 号手术线、缝针缝线。

2. 药品　3%戊巴比妥溶液、阿司匹林、0.5%羧甲基纤维素钠溶液、50 U/mL 肝素生理盐水、75%酒精、蒸馏水。

【实验方法】

(1) 将阿司匹林混悬于 0.5%羧甲基纤维素钠溶液中,配成所需浓度。

(2) 将 2 只大鼠分为两组并做好标记。实验组大鼠空腹灌胃阿司匹林-羧甲基纤维素钠溶液(100 mg/kg)。对照组大鼠则空腹灌胃等量蒸馏水。

(3) 灌胃给药后 6 h,在大鼠腹腔注射 3%戊巴比妥溶液(30~40 mg/kg)使其麻醉,并仰卧固定。完全麻醉后颈部剃毛,并用 75%酒精消毒。

(4) 分离右颈总动脉和左颈外静脉,并分别用微动脉夹夹闭。

(5) 用三段聚乙烯管组成套管,两端聚乙烯管(内径 1 mm)均长 10 cm,中间一段(内径 2 mm)长 8 cm。剪一根长 5 cm 的 4 号手术线,称重后放入中段聚乙烯管。并在聚乙烯管中注满 50 U/mL 肝素生理盐水。

(6) 将聚乙烯套管一端插入左颈外静脉并固定,并从静脉端准确注入 50 U/mL 的肝素生理盐水(1 mL/kg)抗凝,另一端插入右颈总动脉并固定。

(7) 打开动脉夹,血液从右颈总动脉流至聚乙烯管内,然后返回左颈外静脉。开放血流 15 min 后关闭动脉夹,中断血流。快速并小心地取出丝线并称重。

【结果处理】　记录对照组、实验组的血栓湿重:

$$血栓湿重 = 总重量 - 丝线重量$$

计算血栓抑制率:

$$血栓抑制率 = \frac{对照组血栓湿重 － 实验组血栓湿重}{对照组血栓湿重} \times 100\%$$

【注意事项】

（1）对照组和实验组的大鼠体重、麻醉条件需要尽量一致。

（2）动静脉分离时一定要分离干净，且动作要轻柔，否则会增加插管难度。

（3）三段式聚乙烯套管的接头处要求严密，以防漏血。

（4）丝线上的血栓黏附较松，应小心地从管内，不能碰到管壁。

（5）手术过程中要关注小鼠呼吸情况，应及时吸出气管分泌物，保持呼吸顺畅。

（6）手术要求操作熟练，动作迅速，严格把控时间，需要在 15 min 内完成。

【方法评价】 用该法形成的血栓结构类似动脉中的白色血栓，能反映整体动脉血流中血小板的黏附聚集功能。除血流速度和血液黏度因素外，药物抑制此类血栓形成主要与药物抑制血小板黏附和聚集功能有关。该方法简便、快捷，是目前国内筛选抗血栓药物的常用模型。

思考题

（1）What are the current antithrombotic drugs and what are their mechanisms of action?

（2）Why should the weight and anesthesia conditions of the control group and the experimental group be as consistent as possible?

二、药物代谢动力学部分

药物代谢动力学（pharmacokinetic）是定量研究药物在生物体内吸收、分布、代谢和排泄规律，对临床用药剂量有重要的参考作用。本实验主要是测定阿司匹林在各个时间点的血药浓度，拟合出药浓时程曲线，从而求得一系列的药动学参数。

实验 61‑4 阿司匹林在大鼠血清内药代动力学

【实验目的】 以阿司匹林为例,学习药物的药代动力学参数的粗略计算。

【实验原理】 按照房室模型,药物在经过静脉注射后,血药浓度-时间方程为一级动力学方程,即:

$$C = C_0 e^{-kt}$$

式中:k,药物消除速率常数;C_0,$t=0$ 时血药浓度。

经对数变换后得到:

$$\ln C = \ln C_0 - \frac{k}{2.303} \times t$$

即血药浓度对时间 t 在半对数坐标纸上呈直线。

按照下式进行药代动力学参数的求算:

消除速率常数 $k = -2.303 \times b$(时间$^{-1}$)

半衰期 $t_{1/2} = 0.693/k$(时间)

表观分布容积 $V = X_0/C_0$(体积 / 体重)

清除率 $C_1 = kV = 0.693 \times V/t_{1/2}$(体积 / 时间 / 体重)

【实验动物】 SD 大鼠 3 只,雄性,体重 200±20 g,在无特定病原体条件下饲养。

【实验器材和药品】

1. 器材 大鼠灌胃器、高效液相色谱仪、1 mL 注射器、离心管。

2. 药品 0.3％阿司匹林溶液、生理盐水、甲醇(分析纯)、冰醋酸(分析纯)。

【实验方法】

(1) 按照 100 mg/kg 的剂量给大鼠灌胃 0.3％阿司匹林溶液。

(2) 于给药前和给药后 0.5、1、1.5、2、3、4、6、8、12、24 h 从大鼠眼底静脉丛或颈动脉处取血。每次取血量约为 0.5 mL,装入离心管中。

(3) 将血液样本静置 30 min 左右,以 2 000 r/min 的转速离心 20 min,取上清液,冻存待检测。

(4) 采用高效液相色谱法测定血清中阿司匹林浓度,阿司匹林血清标本经甲醇沉淀蛋白后,以甲醇:水:冰醋酸=8:4:1为流动相,经普通硅胶柱分离,紫外277 nm检测,流速为1 mL/min,每次进样20 μL。记录色谱图和峰面积数据。

(5)建立标准曲线:

1)精密称取阿司匹林对照品0.005 g,置于50 mL容量瓶中,加冰醋酸-甲醇(1:10)溶液使之溶解并稀释至刻度,摇匀,备用。

2)取阿司匹林对照品溶液1.0、2.0、3.0、4.0、5.0 mL分别置于10 mL容量瓶中,加冰醋酸-甲醇(1:10)溶液稀释至刻度,摇匀,作为标准溶液。各吸取20 μL做液相色谱分析。以峰面积为纵坐标,阿司匹林浓度为横坐标,得到标准曲线。

【结果处理】 根据阿司匹林标准曲线求出各个时间的血药浓度。利用$\ln C \sim t$作直线回归,求得斜率和截距,利用公式求出相应的药动学参数。

【注意事项】

(1)采血器应干燥无菌,避免受到污染引起溶血效应。

(2)每次取血样时要小心,避免造成小鼠死亡,采血过程尽量快速。

(3)吸取血清时要注意避免吸取到下层血液凝块。

【方法评价】 此法是一个较为粗略计算动力学参数的方法。除了可以用高效液相色谱法测定血清中阿司匹林浓度,还可以采用紫外分光光度法。

思考题

What is the difference between high performance liquid chromatography and ultraviolet spectrophotometry to measure drug concentration? What are their advantages and disadvantages?

三、毒理学评价部分

毒理学(toxicology)是一门研究外源因素(化学、物理、生物因素)对生物体的毒性反应、严重程度、发生频率和毒性作用机制的学科,也是对毒性作用进行定性和定量评价的学科。本实验涉及急性LD_{50}的测定、精子致畸实验以及体外溶血实验,简单地评价阿司匹林对生物体的毒性程度。

实验 61‐5 阿司匹林急性半数致死量测定

【实验目的】 掌握测量药物 LD_{50} 的方法、步骤和计算过程,评价阿司匹林的毒性。

【实验原理】 药物致死量(lethal dose,LD)有 3 种表示方法:最小致死量(MLD)、半数致死量(LD_{50})和全致死量(LD_{100})。一般来说,一个药物的剂量与反应率之间有着一定的关系。

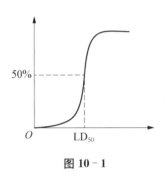

图 10‐1

若以对数剂量作横坐标,发生反应的百分比为纵坐标作图,就可以得到一个以 50% 反应率处的点为对称的 s 形曲线(图 10‐1)。这是因为在一大群生物对象中,特别敏感或特别不敏感的总是占少数,而大多数的敏感情况总是比较接近的,形象地说它符合"两头小,中间大"的规律。由这种曲线可以看出,曲线两端比较平坦,灵敏度差,剂量不易确定。也就是说,MLD 和 LD_{100} 的误差是比较大的。而只有在 LD_{50} 处曲线的斜率最大,灵敏度最高,当剂量稍有变动时,反应率就发生明显的变化。因此,常用测定 LD_{50} 来衡量药物的毒性。LD_{50} 数值越小,毒性越大。

【实验动物】 健康成年小鼠 20 只,雌雄不限,体重 18~22 g,实验前一天禁食不禁水 8~12 h。

【实验器材和药品】

1. **器材** 注射器、鼠笼、电子秤。

2. **药品** 阿司匹林悬浊液、生理盐水。

【实验方法】

(1) 将小鼠随机分为 5 组。记录每组小鼠的体重并标记。

(2) 按剂间比 1∶0.85,腹腔注射阿司匹林溶液/悬浊液,5 组剂量分别为 795 mg/kg、935 mg/kg、1 100 mg/kg、1 294 mg/kg 及 1 522 mg/kg。

(3) 观察 2 h,统计每组小鼠死亡的数量。

(4) 用改良寇式法计算阿司匹林的 LD_{50} 和 95% 置信区间。

【结果处理】 按表 10‐2 记录小鼠死亡情况。

表 10-2 小鼠腹腔注射阿司匹林后的死亡情况

组别	剂量/(mg/kg)	对数剂量	动物数/只	死亡数/只	死亡率 P
1					
2					
3					
4					
5					

根据以下公式计算 LD_{50}：

$$LD_{50} = \log^{-1}\left[X_m - i\left(\sum p - 0.5\right)\right]$$

式中：X_m，最大剂量的对数；p，各组动物的死亡率（以小数表示）；$\sum p$，各组动物死亡率总和；i，相邻两组对数剂量的差值（大剂量组减小剂量组）。

当最小剂量组的死亡率＞0 而又＜30％，或最大剂量组的死亡率＜100％而又＞70％，可按下列校正公式计算：

$$LD_{50} = \log^{-1}\left[X_m - i\left(\sum p - \frac{3 - P_m - P_n}{4}\right)\right]$$

式中：P_m，最大剂量组的死亡率；P_n，最小剂量组的死亡率。

LD_{50} 的标准误差按下式计算：

$$S_{\lg LD50} = i \times \sqrt{\left(\sum p - \sum p^2\right)/(n-1)}$$

式中：n，每组的动物数。

LD_{50} 的 95％置信区间按下式计算：

$$\mathrm{Lg}^{-1}(\lg LD_{50} \pm 1.96\, S_{\lg LD50})$$

【注意事项】

（1）本实验成功与否与药物称量、配制及给药的准确程度密切相关。

（2）禁食的目的：避免残留食物影响小鼠体重，影响给药剂量的准确性；避免残留食物影响胃肠道对药物的吸收作用（主要是经口给药）。

（3）由于本实验记录的是 2 h 内小鼠的死亡率，所以在一定程度上会影响结果准确率，如有条件，应延长观察时限。

【方法评价】 改良寇式法是一种简单而比较准确计算 LD_{50} 的近似方法。不要求死亡率必须包括 0 与 100%，但两者之和最好在 80%～120% 之内。而新药审批法中推荐使用的 Bliss 方法利用对数剂量与反应百分率的转换数（即概率单位）呈直线关系而计算 LD_{50}，其在数理上为最严谨的一种。手动计算较为繁琐，需要使用权重表，现可以利用电脑统计软件来计算。

思考题

（1）Please try to use statistical software to calculate LD_{50} according to the Bliss method.

（2）Besides the two methods listed above, is there any other method to calculate LD_{50}? What are their advantages and disadvantages?

实验 61-6 阿司匹林体外溶血实验

【实验目的】 学习和掌握溶血实验的原理和步骤，了解溶血测定的意义，检测阿司匹林能否导致溶血现象。

【实验原理】 红细胞破裂，血红蛋白逸出称为红细胞溶解，简称溶血。有一些中草药含有皂苷（如党参、桔梗、三七和甘草等）。皂苷是一类表面活性剂，乳化力强，会引起溶血现象。另外大量输入低渗溶液以及含有某些类固醇化合物的注射液也可以引起溶血。因此，为了安全用药，应做体外溶血实验检测该药物是否会在体内引起溶血。

【实验动物】 家兔 1 只，雌雄不限，体重 2.5～3.0 kg，供实验采血用。

【实验器材和药品】

1. **器材** 离心机、离心管、小烧杯、玻璃棒及恒温水浴锅。

2. **药品** 0.3% 阿司匹林-生理盐水溶液、生理盐水及蒸馏水。

【实验方法】

（1）制备 2% 红细胞悬液：取新鲜兔血（约 20 mL），用玻璃棒搅拌以除去纤维蛋白。加入生理盐水 10 mL，混匀，再以 1 200 r/min 的转速离心

10 min,去除上清液。此步骤重复 3～5 次,直到上清液不呈红色为止。根据所得红细胞的体积,用生理盐水配制成 2%红细胞悬液。

（2）取试管 7 支,按照表 10 - 3 添加各种溶液。试管 6 为空白对照,试管 7 为完全溶血对照。

表 10 - 3　溶液添加示例

溶　　　液	试管编号						
	1	2	3	4	5	6	7
2%红细胞悬液/mL	2.5	2.5	2.5	2.5	2.5	2.5	2.5
0.3%阿司匹林-生理盐水溶液/mL	0.1	0.2	0.3	0.4	0.5		
生理盐水/mL	2.4	2.3	2.2	2.1	2.0	2.5	
蒸馏水/mL							2.5

（3）轻轻摇匀后放入 37℃恒温水浴锅中保温,观察 0.5、1、2、3 h 时的溶血情况。

【结果处理】　观察实验现象,根据以下标准判断是否发生溶血现象。

（1）全溶血:上层溶液呈红色,且试管底部无红细胞残留。

（2）部分溶血:上层溶液呈浅红色或棕色,且试管底部尚有少量红细胞残留。

（3）不溶血:上层液体无色澄清,红细胞全部下沉。

另外,在溶血性检查中还可以观察在药物作用下有无红细胞凝集作用。表现为溶液中有棕红色或红棕色絮状沉淀,振摇后不分散。如有红细胞凝聚的现象,可按下法进一步判断是凝聚还是假凝聚。若凝聚物在试管振荡后又能均匀分散,或将凝聚物置于载玻片上,在载玻片边缘滴加 2 滴生理盐水,置显微镜下观察,凝聚红细胞能被冲散者为假凝聚。反之,为真凝聚,则该药物不可用于临床注射。

结果判断:当试管 6 无溶血和凝聚现象,试管 7 有溶血发生时,而添加了阿司匹林溶液的实验组未发生溶血和凝聚现象,则判断该浓度下阿司匹林通过了溶血检查。

【注意事项】

（1）本实验采用心脏取血法：将家兔背位固定，做好消毒措施，用8或9号针头在心脏搏动最明显处作穿刺。当针头感到心脏跳动时，将针头刺进心脏，取血后，小心并且迅速将针头拔出，这样易于心肌上的穿孔闭合。

（2）本实验用的2%红细胞悬液，也可用2%全血的生理盐水混悬液。两种混悬液的实验结果基本一致。但前者溶液澄明，易于观察，而后者操作较简便。

（3）在实验过程中应先加2%红细胞悬液，再加阿司匹林溶液/生理盐水。

（4）如果出现假凝集现象，可在药物溶液中先加入1%鸡蛋清溶液或明胶液，以除去凝集因素，再进行溶血实验。

【方法评价】　本实验是考察受试物有无溶血和凝集反应常用的一种方法。为了保证用药安全，以中草药制成的注射剂，特别是供静脉注射的制剂都应做溶血实验。

本实验是通过肉眼来观察溶血情况，虽然快速方便，但是有色泽的中药注射剂会影响对结果的判断，难以客观真实地评价溶血程度。为了客观评价药物，应根据受试物的特性等诸多因素进行综合分析和判断。

思考题

（1）What factors related to drugs can cause hemolysis?

（2）What should be paid attention to when conducting hemolysis experiments?

四、扩展部分

近年研究发现，阿司匹林不仅可以预防多种癌症，降低癌症的发生率，还对多种癌细胞的生长具有显著的抑制作用，并促进癌细胞发生凋亡。因此，本实验涉及通过MTT法研究阿司匹林是否会抑制癌细胞的生长作用，以及通过反转录定量聚合酶链反应（RT－qPCR）实验探究阿司匹林的作用机制。

实验 61-7 阿司匹林抗肿瘤细胞增殖实验

【实验目的】 了解 MTT 法的原理和实验方法,探究阿司匹林对细胞活性的影响。

【实验原理】 本实验采用 MTT 法检测细胞存活和生长。其检测原理为活细胞线粒体中的琥珀酸脱氢酶能使外源性 MTT 还原为水不溶性的蓝紫色结晶甲臜并沉积在细胞中,而死细胞无此功能。二甲基亚砜(DMSO)能溶解细胞中的甲臜,用酶联免疫检测仪在 490 nm 波长处测定其光吸收值,可间接反映活细胞数量。在一定细胞数范围内,MTT 结晶形成的量与细胞数成正比。

【实验细胞】 选取一株肿瘤细胞(如结直肠癌细胞 HCT116、肺腺癌细胞 A549),在 37℃恒温箱中(含 5% CO_2),在补充了 10%胎牛血清(FBS)和 1%青霉素/链霉素的 Dulbecco 改良版 Eagle 培养基(DMEM)中培养。

【实验器材和药品】

1. **器材** 酶标仪、96 孔板、细胞培养瓶/培养箱。

2. **药品** 0.3%阿司匹林-PBS 溶液、MTT、PBS 缓冲液、DMSO。

【实验方法】

(1) 取 0.3 g 阿司匹林溶于 99.7 mL PBS 缓冲液中,制成 0.3%的阿司匹林-PBS 溶液。

(2) 按照表 10-4 配制用不同浓度的阿司匹林溶液。1 号溶液作为对照。

表 10-4 不同浓度阿司匹林溶液配制表

项目	溶液编号						
	1	2	3	4	5	6	7
0.3%阿司匹林溶液/mL	0	0.25	0.5	0.75	1	1.25	1.5
PBS/mL	1.5	1.25	1	0.75	0.5	0.25	0
DMEM 培养基/mL	1.5	1.5	1.5	1.5	1.5	1.5	1.5
阿司匹林终浓度/(mg/mL)	0	0.25	0.5	0.75	1	1.25	1.5

(3) 收集对数期细胞,调整细胞悬液浓度。采用 96 孔板,每孔加入 100 μL 细胞悬液,边缘孔用无菌 PBS 填充,放在细胞培养箱中培养。收集对

数期细胞,调整细胞悬液浓度。采用 96 孔板,每孔加入 100 μL 细胞悬液,边缘孔用无菌 PBS 填充,放在细胞培养箱中培养。

(4) 至细胞生长至单层铺满孔底,吸取上层液体,用 PBS 轻轻地洗 3 遍。再加入浓度梯度的阿司匹林溶液,每孔 100 μL,设 5 个复孔。

(5) 在培养箱中孵育 12 h 后,每孔加入 20 μL MTT 溶液(5 mg/mL,即 0.5% MTT 溶液),继续培养 4 h。

(6) 4 h 后,终止培养,小心吸去孔内培养液。每孔加入 100 μL DMSO,置摇床上低速振荡 1 min,使结晶物充分溶解。用酶联免疫检测仪于 570 nm 波长处测量各孔的吸光值。

(7) 按照以上步骤,测定并记录阿司匹林溶液与细胞孵育 24、48 h 后的吸光值。

【结果处理】 按下式计算不同浓度的阿司匹林对肿瘤细胞生长的抑制率:

$$肿瘤细胞生长抑制率 = (1 - OD_{实验} / OD_{对照}) \times 100\%$$

【注意事项】

(1) 吸取细胞上清液的时候要小心,避免触碰到细胞层,以免对实验结果产生影响。

(2) 实验中所用的培养瓶、96 孔板和所涉及的试剂要确保无菌,以免污染细胞对细胞增殖产生影响。

【方法评价】 MTT 法简便灵敏且无放射性,所用试剂少,操作简便,出结果快,试剂实惠经济。MTT 法已广泛用于各种细胞增殖的检测、肿瘤细胞的生长、生物活性因子的活性检测、大规模的抗肿瘤药物筛选、细胞毒性试验以及肿瘤放射敏感性测定等。但是,此法对细胞毒性大,加入 MTT 后细胞形态完全消失,无法继续培养,且无法用于悬浮细胞的测定。

思考题

(1) In addition to the MTT method, what other methods can be used to determine cell proliferation? What are their advantages and disadvantages?

(2) If you want to measure the viability of suspension cells, which method should be used?

实验 61-8　阿司匹林抗肿瘤作用机制的研究

【实验目的】　掌握 RT-qPCR 实验的原理以及操作流程，来探究阿司匹林是否会调控体内 COX-2、NF-κB、*Bcl*-2 和 *Bax* 基因发挥其抗肿瘤作用。

【实验原理】

普遍认为阿司匹林通过抑制环氧合酶(cyclooxygenase, COX)的活性，尤其是 COX-2 的活性从而发挥抗癌作用。COX-2 是前列腺素合成过程中的限速酶，正常生理状态下通常难以检测，但在炎性条件下可由 IL-1β、IL-6、TNFα 等细胞因子诱导表达，其催化产物前列腺素 E_2 在抑制细胞凋亡、促使前致癌物质向致癌物质转化等过程中起重要作用。由于多种恶性肿瘤具有高表达 COX-2 的特征，COX-2 也被认为在慢性炎症与肿瘤形成之间起着重要的桥梁作用。

核因子 κB(NF-κB)最初发现是一种 B 细胞核因子，可与免疫球蛋白的 κ 链结合。NF-κB 是机体免疫激活炎症反应、细胞生长和凋亡的调节因子，它具有促进肿瘤细胞生长并抑制其凋亡的作用，可以产生生长因子和血管生成因子，直接促进细胞周期进展。

B 细胞淋巴瘤/白血病-2(B cell lymphoma/leukmia-2, *Bcl*-2)基因是目前研究最深入、最广泛的抑制肿瘤细胞凋亡的基因之一。*Bcl*-2 基因的过表达既可以延长细胞的生长期，又可以抑制细胞凋亡。其抑制细胞凋亡的机制主要是因为 *Bcl*-2 基因能够增强线粒体膜电位，抑制线粒体钙离子的跨膜流动，使核酸内切酶无法活化，进而发挥抑制细胞凋亡的作用。

Bax 基因是 *Bcl*-2 基因家族的成员之一。它们有着密切的联系，但其作用却与 *Bcl*-2 基因恰好相反，它可以促进细胞凋亡，其促进细胞凋亡的机制是直接激活死亡效应因子半胱氨酸天冬氨酸特异性蛋白酶(caspases)，或是通过改变细胞膜通透性引起细胞色素 C 释放，同时使细胞膜可以通透一些离子以及小分子物质。

【实验细胞】　选取一株肿瘤细胞(如结直肠癌细胞 HCT116、肺腺癌细胞 A549)，在 37℃ 恒温箱中(含 5% CO_2)，在补充了 10% 胎牛血清(FBS)和 1% 青霉素/链霉素的 Dulbecco 改良版 Eagle 培养基(DMEM)中培养。

【实验器材和药品】

1. **器材**　离心机、通风橱、PCR 仪、实时荧光定量 PCR 仪、PCR 专用的 RNase free 离心管、PCR 板。

2. **药品**　胰蛋白酶消化液、Trizol 裂解液、氯仿、异丙醇、乙醇、Rnase-free water、冰、5×gDNA digester Buffer、gDNA digester、2×Hifair® Ⅱ SuperMix plus、SYBER Green qPCR Master Mix、各个基因的 Forward primer/Reverse primer、cDNA、PCR grade water。

【实验方法】

1. 提取总 RNA

（1）取 0.3 g 阿司匹林溶于 99.7 mL PBS 缓冲液中，制成 0.3％阿司匹林- PBS 溶液。

（2）收集对数期细胞，用 DMEM 培养基调整细胞悬液浓度。在 6 孔板中每孔加入 1 mL 细胞悬液，放在细胞培养箱中培养。等细胞贴壁后，分别在孔中加入 0、0.25、0.5、0.75、1 mL 的 0.3％阿司匹林- PBS 溶液，再用 DMEM 培养基补充至孔内液体为 2 mL。

（3）孵育 24 h 后，用胰蛋白酶消化并收集细胞。收集的细胞液以 1 200 r/min 的转速离心 5 min，弃掉上清液。在每 $(5\sim10)\times10^6$ 个细胞中加 1 mL Trizol，反复用枪吹打或剧烈震荡以裂解细胞，并在冰上裂解 5 min。

（4）按照每 1 mL Trizol 加 0.2 mL 氯仿的量加入氯仿，盖上 EP 管盖子，在手中用力震荡 15 s，在冰上放置 2~3 min 后，12 000 r/min(4℃)离心 10 min。

（5）取上层水相置于新 EP 管中，按照每 1 mL Trizol 加 0.5 mL 异丙醇的量加入异丙醇，在冰上放置 10 min 后，12 000 r/min(4℃)离心 10 min。

（6）弃上清液，按照每 1 mL Trizol 加 1 mL 75％乙醇进行洗涤，涡旋混合，12 000 r/min(4℃)离心 10 min，弃上清液，让沉淀的 RNA 在室温下自然干燥。

（7）若不继续做逆转录 PCR，则每管加入 20 μL DEPC 水溶解后放置 −80℃冰箱。

（8）在进行后续实验之前，需要对提取 RNA 的纯度和浓度进行检测，可以用超微量紫外分光光度计进行检测。

$$RNA \text{ 原液浓度} = A_{260} \times \text{稀释倍数} \times 40\,ng/\mu L$$

2. 反转录 PCR 合成 cDNA

（1）在 PCR 专用的 RNase free 离心管中配制如下混合液（表 10-5 为 1 个离心管的使用量，多少离心管就乘以几配制混合液）。

表 10-5 混合液配制表

组　　分	使用量
5×gDNA digester Buffer	1 μL
gDNA digester	0.5 μL
Total RNA	0.5 ng～2.5 μg
RNase free ddH$_2$O	To 5 μL

轻轻吹打混匀，将混合液加入酒精挥发完的 RNA 中，42℃孵育 2 min。

（2）反转录反应体系配制（10 μL 体系）：在第 1 步的反应管中直接加入 2×HifairTM Ⅱ SuperMix plus，用移液器轻轻吹打混匀（表 10-6）。

表 10-6 反转录反应体系配制

组　　分	使用量
第 1 步的反应液	5 μL
2×Hifair® Ⅱ SuperMix plus	5 μL

注：2×Hifair® Ⅱ SuperMix plus 含有反转录反应所需的所有组分（Buffer，dNTP，Hifair® Ⅱ Reverse Transcriptase，RNase inhibitor，Random primers/ Oligo（dT）18 primer mix），只需加入 RNA 模板和 RNase-free ddH$_2$O 即可进行反转录反应，并同时终止 gDNA digester 的作用，保证 cDNA 的完整性。

（3）加好样品后，用低速离心机迅速离心 10 s，防止样本挂壁。然后放入 PCR 仪中，并按照表 10-7 设置逆转录程序。

表 10-7 逆转录程序设置

温　　度	时　　间
25℃	5 min
42℃	30 min
85℃	5 min

（4）反转录产物可立即用于 qPCR 反应，也可－20℃短期保存，若需长期保存，建议分装后，于－80℃保存，避免反复冻融。

3. 实时荧光定量 PCR

（1）设计引物 NF－κB p65 正向：5′－ AGGCGTCAAGGGATT － 3′，反向：5′－ GCGTCCATCCATGATAC－3′。

COX － 2 正向：5′－ TTCAAATGAGATTGTGGGAAAAT － 3′，反向：5′－ AGATCATCTCTGCCTGAGTATCTT － 3′。

Bcl － 2 正向：5′－ GGATAACGGAGGCTGGGATGC － 3′，反向：5′－ CAGGCATGTTGACTTCACTTGTGG － 3′。

Bax 正向：5′－ TGGAGCTGCAGAGGATGATTGC － 3′，反向：5′－ TGATCAGTTCCGGCACCTTGG － 3′。

GAPDH 正向：5′－ AAGGTCGGAGTCAACGGATT － 3′，反向：5′－ CATGAGTCCTTCCACGATAC － 3′。

（2）按照下列体系（表 10 - 8）配制每个基因的总管（除了 Template DNA），有多少个孔就乘以几，但是要考虑误差用量。Forward primer/Reverse primer 的体积根据具体浓度来定。每组重复 3 个孔。

表 10 - 8 基因总管的配制体系

组　　分	使用量	终浓度
SYBER Green qPCR Master Mix	10 μL	1×
10 μM Forward primer	0.8 μL	0.4 μmol/L
10 μM Reverse primer	0.8 μL	0.4 μmol/L
Template DNA(cDNA)	2μL	
PCR grade water	6.4 μL	
总体积	20μL	

（3）加好样品后，贴好透明封板膜。用离心机低速迅速离心 10 s，防止样本挂壁。

（4）设置反应程序 95℃ 30 s，(95℃ 5 s；60℃ 30 s)，共 45 个循环。

（5）反应结束，拷贝数据，进行分析。

【结果处理】 相对基因表达水平使用 $2^{-\triangle\triangle Ct}$ 法计算。将基因表达水平相对于 GAPDH 管家基因标准化。

计算方法:计算一个对照组,一个实验组,分别得到内参基因和目的基因的 Ct 值。

(1) 分别求出对照组、实验组内参基因 Ct 均值,记为 $\overline{Ct}$。

(2) 分别用对照组、实验组的目的基因的 Ct 值减去 $\overline{Ct}$,记为 $\triangle Ct$。

(3) 计算对照组 $\triangle Ct$ 均值。

(4) 用实验组的每个 $\triangle Ct$ 减去对照组 $\triangle Ct$ 均值,记为 $\triangle\triangle Ct$。

(5) 目的基因的相对表达量 $= 2^{-\triangle\triangle Ct}$。

【注意事项】

(1) 细胞量和 Trizol 的加入量要按比例,不能随意增加样品量或减少 Trizol 量,否则会使内源性 RNase 的抑制不完全,导致 RNA 降解。

(2) 由于 Trizol、氯仿有毒,因此使用 Trizol 抽提 RNA 时要戴手套和护眼罩。避免接触皮肤和衣服。并要在化学通风橱完成操作,避免呼吸道吸入。

(3) 实验过程中要谨防 RNA 酶的污染。

(4) 用超微量紫外分光光度计检测的 $A260/A280$ 在 $1.8\sim2.0$ 之间,说明 RNA 符合实验要求。

(5) 在抽提 RNA、配制体系等过程要在冰上进行,以免发生引物降解、模板断裂等情况导致实验失败。

(6) SYBR 染料要避免强光照射,所以在加 SYBR 试剂的时候尽量关掉头顶的照明灯。

【方法评价】 做 RT - qPCR 的整个过程步骤较多,并且要求操作人员要细心,不可漏加或错加试剂,否则会导致实验失败。qRT - PCR 是一个常用于检测某一基因 mRNA 表达量的方法,对于探索药物作用机制必不可少。

思考题

(1) What is the experimental principle of reverse transcription PCR?

(2) What's the experimental principle of Quantitative Real-time PCR?

(3) What is the principle that the relative expression of the target gene can be calculated with $2^{-\Delta\Delta Ct}$?

（梁　欣）

实验六十二 甲氨蝶呤对小鼠白血病 L1210 细胞的作用及机制

【实验目的】 学习体外悬浮细胞培养方法；应用 CCK8 法考察甲氨蝶呤对小鼠白血病 L1210 细胞的增殖抑制作用；PI 染色后应用流式细胞术考察甲氨蝶呤对小鼠白血病 L1210 细胞周期分布及凋亡的影响；提取细胞蛋白后，使用 Western Blot 法检测胞内凋亡相关蛋白水平；采用小鼠白血病模型，在体内考察甲氨蝶呤治疗小鼠白血病的效果。

【实验原理】 CCK - 8 法：CCK8 试剂中含有 WST - 8[化学名：2 -(2 -甲氧基- 4 -硝基苯基)- 3 -(4 -硝基苯基)- 5 -(2,4 -二磺酸苯)- 2H -四唑单钠盐]，它在电子载体 1 -甲氧基- 5 -甲基吩嗪硫酸二甲酯(1-Methoxy PMS)的作用下被细胞线粒体中的脱氢酶还原为具有高度水溶性的黄色甲臜产物，生成的甲臜物的数量与活细胞的数量成正比。用酶联免疫检测仪在 450 nm 波长处测定其光吸收值，可间接反映活细胞数量。

流式细胞术检测细胞周期：细胞内的 DNA 含量随着细胞周期进程发生变化，当细胞发生凋亡时，DNA 断裂而出现亚二倍体峰。碘化丙啶(PI)是一种 DNA 结合染料，在一定激发光下会发出荧光，其荧光强度与 DNA 含量成正比。

Western Blot：又称为免疫印迹试验，是将电泳分离后的细胞或组织中蛋白质从凝胶转移到固相支持物 NC 膜或 PVDF 膜上，然后用特异性抗体检测某特定抗原进行着色，通过分析着色的位置和着色深度获得特定蛋白质在所分析的细胞或组织中的表达情况。

小鼠淋巴细胞白血病细胞株 L1210 接种于近交系 DNA/2 小鼠可建立 L1210 白血病模型，是常用于药物筛选等试验的理想动物模型。通过静脉注射、皮下注射、腹腔注射等多种方式都能够成瘤。

【实验细胞和动物】

1. **细胞** 小鼠淋巴细胞白血病细胞株 L1210 细胞,细胞培养基组成部分为 RPMI-1640 全培养液(加入 10%胎牛血清、1%HEPES、100 U/mL 青霉素和 100 μg/mL 链霉素)。细胞培养箱,培养条件:5% CO_2,饱和湿度,37℃。

2. **动物** 8~12 周龄 DBA/2 小鼠 12 只,雌雄均可。

【实验器材和药品】

1. **器材** 96 孔板、微量移液器、细胞计数板、流式细胞仪、倒置显微镜、分光光度计、Western Blot 全套设备。

2. **药品** 甲氨蝶呤,浓度为 3 μmol/L、10 μmol/L、30 μmol/L、100 μmol/L、300 μmol/L、1 000 μmol/L。CCK8 试剂盒、PI 染色试剂盒、细胞裂解液、anti-Bcl-2 抗体等,中性福尔马林、0.1% DMSO、1%醋酸溶液。

【实验方法】

1. 体外实验

(1) 收集对数生长期的 L1210 细胞至 50 mL 无菌试管中,1 000 r/min 离心 5 min。

(2) 离心完毕,弃上清液,加入 5 mL 完全培养基,用细胞计数板计数细胞,取足量细胞稀释为 10^6 个/mL。

(3) CCK-8 法检测:将细胞悬液 10 倍稀释后按 1 μL/mL 加入不同浓度甲氨蝶呤,按照 200 μL/孔分别加入到 96 孔板中,每剂量组设 3 个复孔,终浓度为 0.1% 的 DMSO 为阴性对照组。待 24~48 h 后,按照 CCK-8 试剂盒说明书操作,并用酶联免疫检测仪在 450 nm 波长测量后计算各浓度的活细胞比例。

(4) 流式细胞术样品制备:细胞悬液按 1 μL/mL 加入不同浓度的甲氨蝶呤或 DMSO(作为阴性对照),然后按 1 mL/孔分别加到 6 孔板中,每剂量组设 1 孔。于给药后 48 h 后收集细胞,离心弃上清液,加入 70%乙醇固定过夜。收集上述样品,于 200 μg/mL 的 RNase 溶液中 37℃孵育 30 min,再加入相应体积的 PI 染液,使其终浓度为 50 μg/mL,冰浴 20~30 min。样品 DNA 含量采用流式细胞仪检测,PI 激发波长采用 488 nm,吸收波长采用 625 nm,定量计数 10 000 个细胞,相应数据用流式细胞术软件分析。

(5) Western 印迹检测:细胞悬液按 1 μL/mL 加入不同浓度的甲氨蝶呤

或 DMSO(作为阴性对照),然后按 1 mL/孔分别加到 6 孔板中,每剂量组设
1 孔。于给药后 48 h 后收集细胞,离心弃上清液。用 PBS 洗细胞后离心弃
上清液,重复 3 次。加入裂解缓冲液约 100 μL,冰上放置 20 min,收集裂解
液,离心 12 000 r/min 离心 10 min。吸取上清液,蛋白定量。按照 Western
印迹实验步骤检测各样品中 Bcl-2 等蛋白水平。

2. 体内实验

(1) 建立动物模型:取对数生长期培养细胞,1 500 r/min 离心 5 min,弃
上清液,无血清培养基重悬细胞,细胞计数后调整细胞浓度为 10^7 个/mL。
通过皮下注射方式接种,每只小鼠注射细胞悬液 0.1 mL。

(2) 小鼠接种后第 7 天起每天给予腹腔注射 50 mg/kg 甲氨蝶呤,并观
察皮下结节生长情况和体重改变。对照组给予同体积 0.1% 的 DMSO。

(3) 定期采小鼠外周血,1:50 倍稀释于 1% 醋酸溶液,计算白细胞数;
同时涂血片,光镜下观察白细胞形态变化。

(4) 将濒死的小鼠处死后,取肝、脾、肺、肾等脏器及肿瘤组织,中性福尔
马林固定后,可用于 HE 染色检测,观察形态学改变。

【结果处理】 根据体外实验结果制作量效曲线;根据流式细胞术结果
分析药物对细胞周期分布及细胞凋亡的影响;根据 Western 印迹检测结果
分析药物对细胞相关通路的影响;根据体内试验结果制作小鼠生存曲线;分
析药物对小鼠肿瘤大小和体重的影响;分析药物对白血病治疗的效果。

【注意事项】

(1) 本实验为无菌操作,需注意严格防止染菌。

(2) 使用微量移液器加药需准确。

(3) 注意动物伦理问题,若肿瘤大小超过 300 mm³,需处死小鼠。

思考题

(1) What is the mechanism of action of methotrexate?

(2) How can this experiment be further optimized to use samples
more reasonably?

(茅以诚)